JUMIN CHEN

DER WEG ZUR GESUNDHEIT

MEDIZINISCHES QIGONG

im Niederösterreichischen Pressehaus
Druck- und Verlagsgesellschaft mbH
St. Pölten – Salzburg

www.residenzverlag.at

Umschlaggestaltung: José Luis Coll / Studio B.A.C.K.
Umschlagbild: Mediaplant KG
Fotos: Xun Kang, Mediaplant KG
Grafische Gestaltung / Satz: José Luis Coll / Studio B.A.C.K.
Lektorat: Micky Kaltenstein

Bibliografische Information der Deutschen Bibliothek
Die Deutsche Bibliothek verzeichnet diese Publikation in der Deutschen
Nationalbibliografie; detaillierte bibliografische Daten sind im Internet über
http://dnb.ddb.de abrufbar.

Gesamtherstellung: „agensketterl" Druckerei GmbH

ISBN 978-3-7017-3119-0

Jumin Chen
Thomas Weidinger

DER WEG ZUR GESUNDHEIT

Medizinisches Qigong

氣功

Residenz Verlag

INHALTSVERZEICHNIS

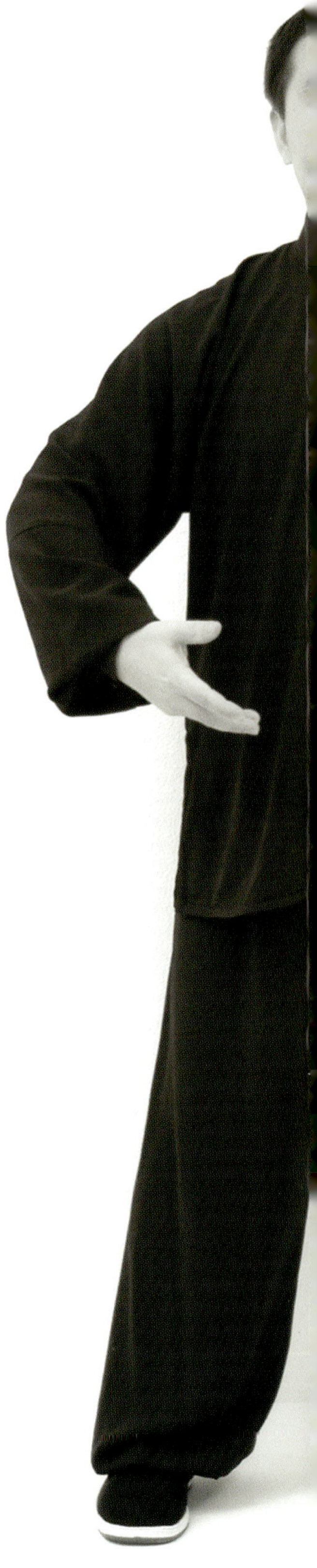

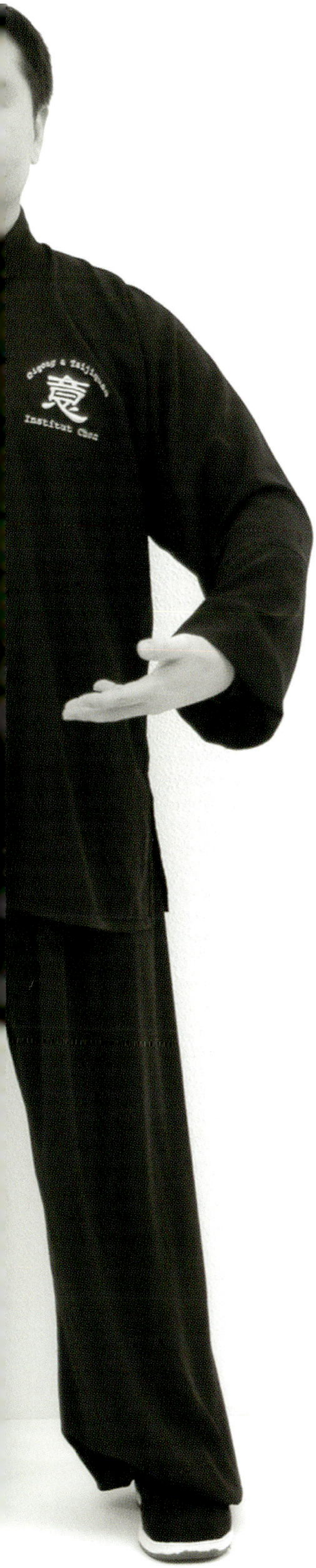

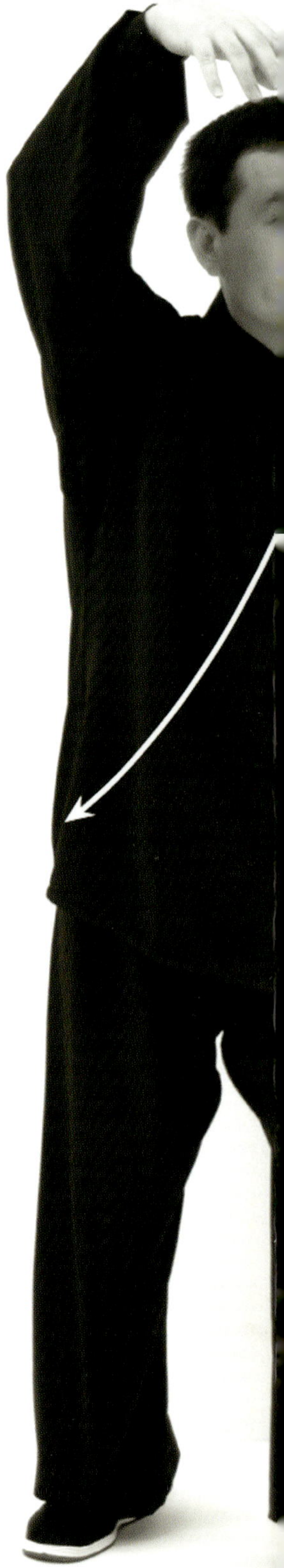

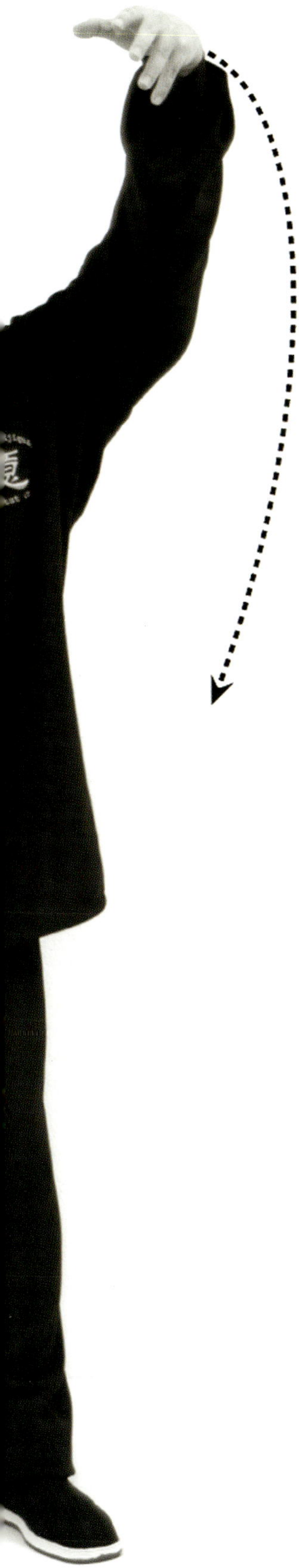

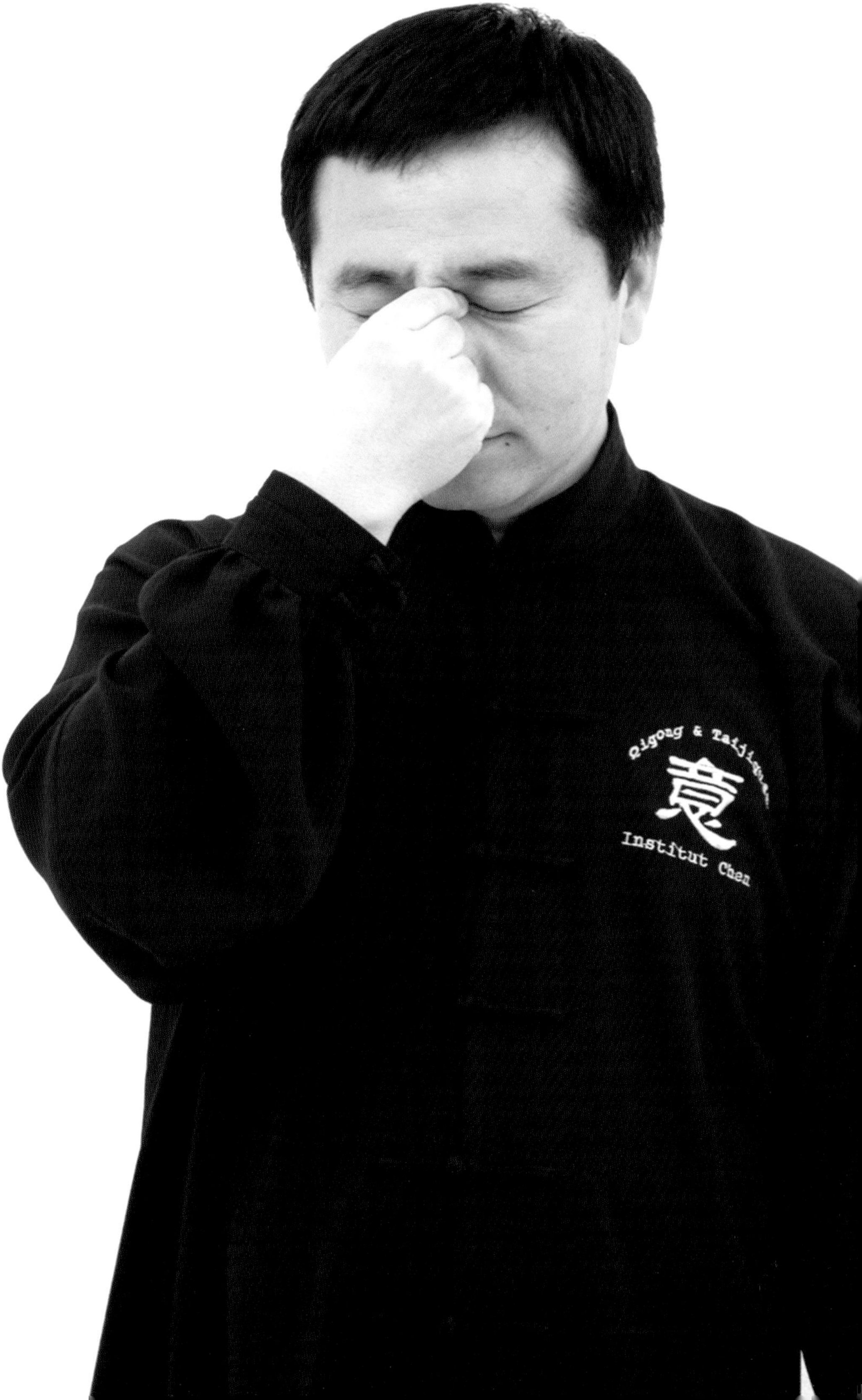
Qigong & Taijiquan
意
Institut Chen

VORWORT

„Suche nicht die Fußstapfen des alten Mannes, trachte nach dem Verstehen seiner Gedanken" (Basho)

In einer Zeit des Lärms ist die Bedeutung der Stille zur Erhaltung des Gleichgewichts wesentlich. Qigong bietet hierfür eine herrliche Möglichkeit. Ich habe viele gute Lehrer und Meister des Qigong erlebt, die dies vermitteln. Für viele Schüler ist der offensichtliche Unterschied der Kultur in der Lehre ein nahezu unüberwindbares Hindernis. Jumin Chen schafft es nicht nur in diesem Buch, Brücken zu bauen. Er hilft uns auch, die Gedanken, das Ziel zu verstehen. Dies ermöglicht uns, einen Weg zu gehen, der gerade in dieser Zeit wesentlich zur Erhaltung des eigenen Gleichgewichts beiträgt.

Wer kennt nicht Alltagsprobleme wie müde Augen, Völlegefühl oder schwere Beine. Oft treten diese auf, lange bevor wir krank werden. In der chinesischen Kultur hat die Pflege der eigenen Gesundheit einen seit Jahrtausenden festgeschriebenen Stellenwert. Qigong und die eingebundene Massage der verschiedenen Meridiane und Akupunkturpunkte sind neben der Ernährung die Basis dieser Selbsthilfe. Jumin Chen verrät uns die in China seit Generationen gepflegten Möglichkeiten des Qigong, diese Unannehmlichkeiten selbst abzuwehren.

„. . . trachte nach dem Verstehen seiner Gedanken" – dieses Buch hilft dabei in unvergleichlicher Weise.

Prof. Dr. Andrea Zauner-Dungl

DUNGL MEDICAL-VITAL RESORT
Zentrum für Traditionelle Chinesische Medizin & Komplementärmedizin
Donau-Universität Krems

EINLEITUNG

Qigong ist eine Übungspraxis aus China, die Sie zu ganz eigenen, unverwechselbaren Erfahrungen mit sich selbst, mit Ihrem Körper und der Verbindung von Körper und Geist anleitet. Daher geht es eigentlich um etwas schwer Fassbares. Dieses Buch unternimmt trotzdem den Versuch, Sie mit Qigong bekannt zu machen und möchte Übungen, die auf individuelle Erfahrung abzielen, in Worte fassen und nachvollziehbar präsentieren.
Es ist, als wollte man einem Blindgeborenen die Vielfalt der Farbenwelt und den Wandel der Natur beschreiben. Jede Beschreibung meditativer Techniken, religiöser Erfahrungen oder körperorientierter Prozesse ist einem solchen Versuch vergleichbar und sieht sich mit ähnlichen Problemen konfrontiert, wie sie sich auch dem Thema dieses Buches stellen: Eindrücke und Erfahrungen in Worte zu fassen, die sich eigentlich nicht in Worte fassen lassen. Solche Erklärungen müssen stets allgemein bleiben, um von möglichst vielen Menschen verstanden zu werden. Der persönliche Eindruck und die individuelle Erfahrung sind jedoch etwas Einmaliges und dadurch schwer mitteilbar.
Auch wenn jeder, der Qigong übt, ganz eigene, persönliche Erfahrungen machen wird, die stets viel mit der Einmaligkeit seiner Person und der damit verbundenen, unverwechselbaren Geschichte zu tun haben, ist es doch nicht unmöglich, den Weg aufzuweisen, der zu diesen Erfahrungen führt und sie ermöglicht. Wie anders könnte Qigong sonst seit Jahrtausenden gelehrt und überliefert werden?!
Was wir Ihnen in diesem Buch vorstellen, sind nicht die Erfahrungen, die Sie machen werden, sondern die Wege, auf denen Sie zu Ihren eigenen Erfahrungen kommen können. Dabei ist die Richtung durch das Anliegen dieses Buches vorgegeben: Es geht um Erfahrungen mit sich selbst, zu denen wir Sie einladen möchten. Zu Erfahrungen mit dem eigenen Körper, mit der eigenen Gesundheit und der Verbindung von Körper und Geist. Auf diese Weise sollen Sie auf den Weg gebracht werden, auf den Weg der Gesundheit – Ihren Weg der Gesundheit.
Die gesundheitsfördernden Wirkungen von Qigong sowie die Bedeutung für Prävention und Rehabilitation sind seit langem bekannt und er-

wiesen. Was der Wirksamkeit allerdings immer wieder im Wege steht, sind wir selbst, wenn wir uns nicht dazu überwinden können, die Übungen auch tatsächlich auszuführen. Gerade dazu aber möchten wir Sie mit diesem Buch anregen und motivieren. Es ist zu diesem Zweck in zwei Hauptteile gegliedert:

Der erste Teil macht Sie anhand einer kleinen Theorie des Qigong mit dieser Übungsmethode bekannt. Sie erfahren etwas über Wesen und Vielfalt des Qigong, über seine Bedeutung für die Gesundheit, über Methoden und Formen des Übens. Weil es in diesem Buch um medizinisches Qigong geht, dessen Übungen in besonderer Weise gesundheitsbezogen sind, werden Ihnen auch grundlegende Theorien aus dem Bereich der Traditionellen Chinesischen Medizin vorgestellt.

Der zweite Teil bietet Ihnen die Praxis zur Theorie. Hier werden Ihnen unterschiedliche Übungsformen aus dem Gebiet des medizinischen Qigong vorgestellt. Text und Bilder sollen Ihnen dabei behilflich sein, sich selbst an diesen Übungen zu versuchen, um Ihre eigenen Erfahrungen mit Qigong zu machen und aktiv Ihre Gesundheit zu unterstützen. Nicht das Nachdenken darüber, was Qigong ist und was es bewirkt, führt Sie auf den Weg der Gesundheit, sondern nur das eigene Tun. Jeder Augenblick, den Sie in Ihre eigene Übungspraxis investieren, wird Sie auf Ihrem Weg der Gesundheit einen Schritt voranbringen.

Wenn Sie Gefallen an der Qigong-Übungsmethode finden, werden Sie früher oder später nicht darauf verzichten wollen, bei einem qualifizierten Lehrer oder einer Lehrerin Unterricht zu nehmen. Ein Buch kann keinen Lehrer und keine Lehrerin ersetzen, auch dieses Buch nicht. Wenn es uns damit aber gelingen sollte, Ihr Interesse an Qigong wecken, hat es seinen Zweck bereits erfüllt.

Wir wünschen Ihnen viel Freude mit diesem Buch sowie beim Üben von Qigong – und bleiben Sie gesund.

Jumin Chen
Thomas Weidinger

TEIL 1:

QIGONG –
EINE KLEINE THEORIE

氣功

Eine Form der Lebenspflege

Qigong (sprich: tschi gung) ist eine ganzheitliche Übungsmethode aus China. Die Übungen kultivieren Körper und Geist, harmonisieren den Organismus und haben sich in der Praxis als wirkungsvolle Methode erwiesen, um Krankheiten vorzubeugen oder den Heilungsprozess zu unterstützen. Aus diesem Grund bezeichnet man Qigong auch als eine Form der Lebenspflege.

Ein großer Vorteil von Qigong ist, dass man keine bestimmten Voraussetzungen erfüllen muss. Man braucht weder eine teure Ausrüstung, noch spezielle Geräte oder einen besonderen Übungsraum. Lockere Kleidung und warme Socken oder leichte Schuhe mit einer flexiblen Sohle reichen aus, um anzufangen. Üben lässt sich beinahe an jedem Ort, wo ein paar Quadratmeter Platz zur Verfügung stehen.

Qigong kann in jedem Alter praktiziert werden und es spielt keine Rolle, ob der Übende gesund und leistungsfähig oder krank und geschwächt

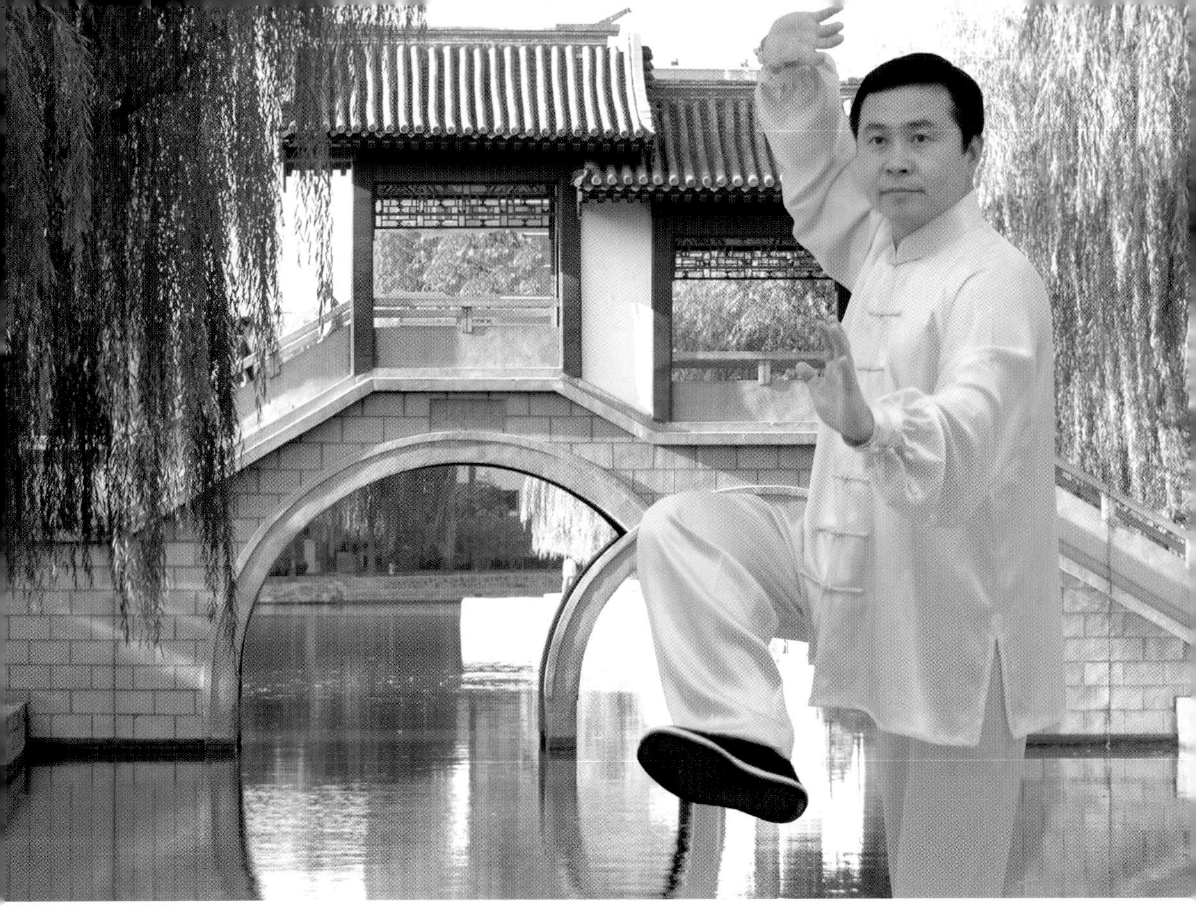

ist. Die Übungen setzen sich aus natürlichen Bewegungsabläufen zusammen, die in ihren Anforderungen individuell an die jeweilige Konstitution angepasst werden können. Üben lässt sich im Stehen, Sitzen oder auch im Liegen – selbst der Krafteinsatz kann in vielen Abstufungen dosiert werden. Dadurch können die unterschiedlichen Möglichkeiten, Fähigkeiten und Bedürfnisse der Übenden berücksichtigt werden. Sogar vom Rollstuhl aus lässt sich Qigong praktizieren.

Mehr als Gymnastik

Bei Qigong geht es nicht vorrangig um die Entwicklung des Körpers, sondern um das harmonische Zusammenspiel von Körper und Geist im Übungsprozess. Dieser Aspekt ist sehr wichtig, denn dadurch unterscheidet sich Qigong von gymnastischen Übungen oder anderen sportlichen Aktivitäten. Auch im Qigong sollen der Körper kräftiger und die Beweglichkeit größer werden, um die Gesundheit im Allge-

meinen zu verbessern. Aber die Wirksamkeit von Qigong erklärt sich durch einen weiteren Schritt – und dieser ist entscheidend: die Gemeinschaft von Körper und Geist.
Im Qigong wird der Körper nicht als eine Art Maschine verstanden, deren Geschwindigkeit erhöht und deren Leistung verbessert werden soll. Das wäre im Bezug auf die Gesundheit eine unvollständige Sichtweise. Der Körper steht nicht für sich alleine und sollte nicht isoliert betrachtet oder gar ‚bearbeitet' werden. Vielmehr existiert er in Einheit mit dem Geist, dem Bereich der Psyche, der Emotionen und des Spirituellen.
In den westlichen Industrienationen ist durch die besondere Entwicklungsgeschichte dieser Länder dem Bereich des Geistigen lange Zeit keine oder nur sehr wenig Bedeutung zugekommen. Seit einigen Jahrzehnten zeichnet sich allerdings in diesem Punkt eine Kehrtwende ab. Die negativen Folgen, die entstehen wenn man den Menschen nur auf seinen Körper reduziert, ohne auf seinen Geist Rücksicht zu nehmen, sind nicht länger zu übersehen. Es gibt hier vieles aufzuholen. Qigong kann dabei einen wertvollen Beitrag leisten.

Die Gemeinschaft von Körper und Geist

In China hat man von alters her die Aufmerksamkeit auf die Verbundenheit von Körper und Geist gelegt und sie nicht nur im medizinischen Bereich, sondern auch in verschiedenen Bereichen der Kultur gepflegt. Einsichten, die heute in der westlichen Medizin wieder an Bedeutung gewinnen, sind in der chinesischen Medizin seit Jahrtausenden Ausgangsbasis für therapeutisches Vorgehen: Körper und Geist werden in ihrer Gemeinschaft und in ihrer gegenseitigen Bezogenheit aufeinander wahrgenommen.

Beschönigte Zustände

In vielen europäischen Büchern steht zu lesen, dass Ärzte in China früher nur bezahlt wurden, solange die Patienten gesund waren. Die Idee ist schön, allerdings würde kein Gesundheitssystem der Welt nach dieser Methode funktionieren – auch nicht das chinesische ...

Krankheiten können sowohl Ausdruck einer ungünstigen Wirkung des Geistes auf den Körper sein (psychosomatische Erkrankungen), als auch für eine Beeinträchtigung des Geistes durch den Körper stehen (somatopsychische Erkrankungen). Daraus leitet sich ein eigenes Verständnis von Gesundheit ab: Sie zeigt sich nicht daran, ob ein Mensch ‚funktioniert', sondern ob es gelingt, Körper und Geist ins Gleichgewicht zu bringen. Diese Harmonie wird im Qigong angestrebt. Qigong-Übungen sind daher Körper-Geist-Übungen – und genau darin liegt der Unterschied zu Gymnastik oder anderen Sportarten.

Qigong zu üben heißt, sich auf einen Weg zu machen, der den Übenden in Kontakt mit sich selbst bringt. Dabei wird die Aufmerksamkeit für alle Dimensionen des menschlichen Seins entwickelt. Nach und nach verbessert sich das Zusammenspiel von Körper und Geist. So entsteht Gesundheit.

Vorbeugen ist besser als heilen

Qigong wird im Rahmen der Traditionellen Chinesischen Medizin (TCM) als therapeutisches Verfahren eingesetzt. Die heilende Wirkung der Übungen hat sich über die Jahrhunderte immer wieder bestätigt. In China gibt es heute Kliniken, die ausschließlich mit Qigong behandeln. Häufig wird Qigong auch ergänzend zu anderen Therapien (wie z. B. Akupunktur oder Kräutertherapie) eingesetzt. Dadurch kann die Behandlungsdauer verkürzt werden, Medikamente müssen weniger stark dosiert oder seltener eingenommen werden.
Oftmals wird eine Therapie vom Körper besser angenommen, wenn zugleich Qigong geübt wird. Die Gründe dafür sind weder Aberglaube noch Magie, sondern liegen in der grundlegenden Verbesserung der physiologischen Funktionen, die durch die Übungen erfolgt. Zudem trägt das Üben von Qigong dazu bei, dass Patienten selbstbewusster werden, weil sie nun für sich aktiv sein können. Der ganzheitliche Ansatz von Qigong führt schließlich zu einer idealen Balance von Körper und Seele, die wesentlich für die Aktivierung der Selbstheilungskräfte ist.

Vorsorge oder Akuthilfe?

Wer daraus ableitet, dass Qigong nur eine Übungsmethode für Kranke sei, täuscht sich gewaltig. Neben der heilenden Wirkung von Qigong verdient die Fähigkeit zur Vorbeugung von Krankheiten mindestens ebenso viel Beachtung.

Was ist höher zu bewerten: Krankheiten erfolgreich zu behandeln oder dafür zu sorgen, dass sie möglichst erst gar nicht auftreten? Natürlich ist die Frage nicht gerecht, da beide Möglichkeiten von großer Bedeutung sind und nicht gegeneinander ausgespielt werden sollten. Dazu ein Beispiel: Stellen wir uns vor, eine Familie bricht mit ihrem Auto in den Winterurlaub auf. Das Gebiet ist schneereich, aber diese Familie hat keine Winterreifen am Auto und auch sonst keine Winterausrüstung dabei. Dieses Verhalten darf man wohl leichtsinnig nennen. Was kann passieren? Vielleicht hat die Familie Glück und es geschieht gar nichts. Oder sie bleibt im Schnee stecken, muss für teures Geld geborgen werden und vielleicht sogar eine Strafe zahlen. Im

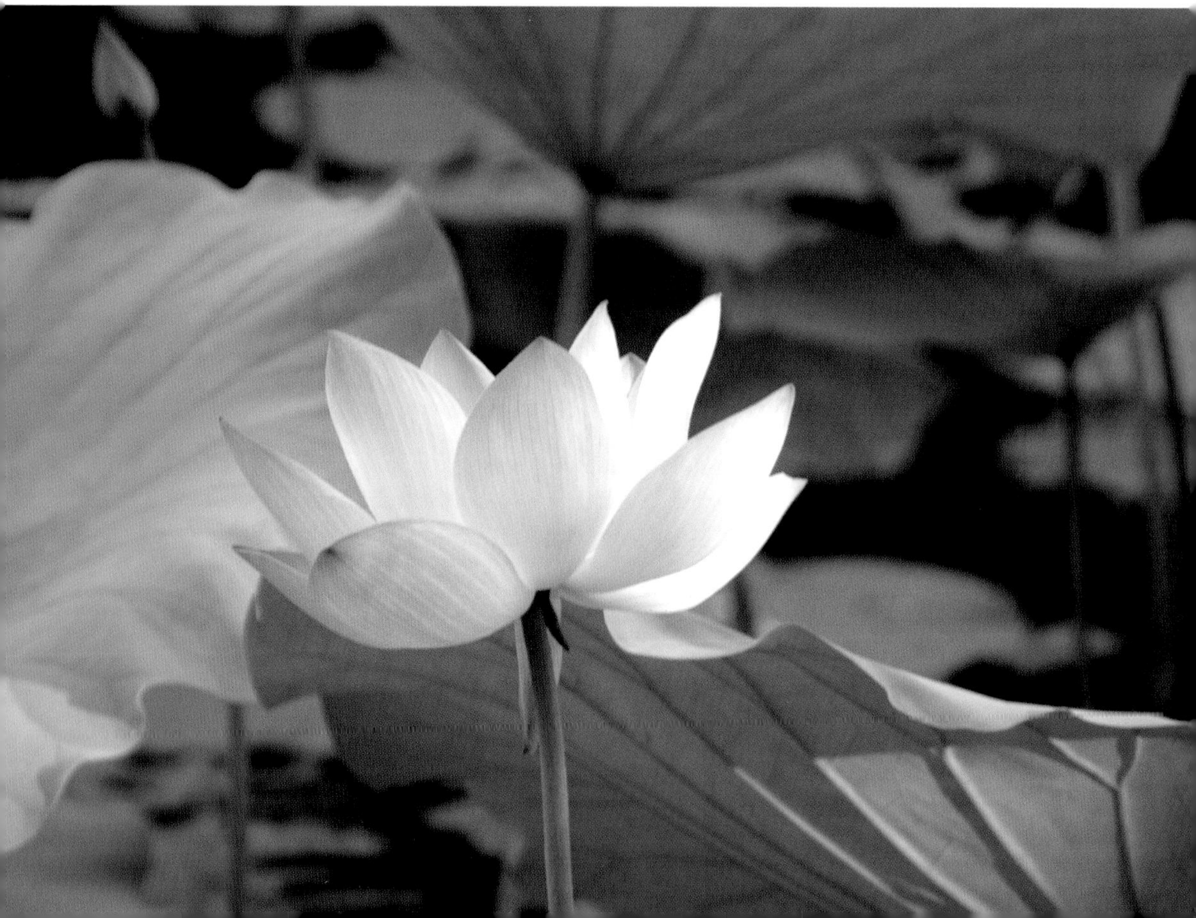

schlimmsten Fall kommt es zu einem Unfall, vielleicht mit Verletzten, vielleicht sogar mit Toten. Natürlich ist es gut, wenn dieser Familie in der Not geholfen wird. Aber hat nicht bereits alles falsch begonnen? Wäre nicht eine optimale Vorbereitung das Sinnvollste gewesen? Viele Menschen gehen mit ihrer Gesundheit um wie diese Familie, die ohne passende Ausrüstung in den Winterurlaub aufbricht. Manche haben Glück und kommen einigermaßen heil durchs Leben. Die meisten haben aber früher oder später mit Beschwerden zu kämpfen. Dann wundern sie sich, „auf einmal krank" zu sein, obwohl sie seit Jahren darauf hingearbeitet haben. Zwar wird das Auto regelmäßig gewaschen, poliert und zum Service gebracht – aber für sich selbst Vorsorge zu leisten, damit man gesund durchs Leben kommt und Krankheiten möglichst nicht entstehen, war lange Zeit sehr unpopulär. Erst die einschneidenden Veränderungen im Gesundheitswesen der vergangenen Jahre haben den Aspekt der Prävention wieder stärker ins öffentliche Bewusstsein gerückt.

Niemand kann Schicksal spielen. Darum wäre es unseriös zu behaupten, man müsse nur dieses oder jenes tun, um von Krankheiten verschont zu bleiben. Doch die Alternative zum achtlosen Vor-sich-Hin-Leben ist, wieder sorgsam mit sich selbst umzugehen. Um bei unserem Bild zu bleiben: Auf der Reise durch das eigene Leben ist es sinnvoll, zu bestimmten Zeiten Winterreifen zu verwenden und eine entsprechende Ausrüstung dabei zu haben. Das vermeidet zwar nicht jeden Unfall, aber es verringert die Gefahr.

Das Ziel: Gesundheit erhalten

In China genießt die Kunst, Krankheiten zu verhindern, hohes Ansehen. Einem Arzt eilt dann ein guter Ruf voraus, wenn es ihm gelingt, einen Patienten zu heilen, noch bevor die Krankheit ausgebrochen ist. Viele Erkrankungen entwickeln sich über Jahre oder Jahrzehnte. Nicht selten könnte man sie vermeiden oder ihren Verlauf abmildern, wenn man rechtzeitig entscheidende Veränderungen im eigenen Lebensstil vornehmen würde. Qigong kann in diesem Zusammenhang eine wichtige Rolle spielen. Es hat nicht nur bei der Heilung einer bestehenden Erkrankung seine Bedeutung, sondern auch beim Vorbeugen von Krankheiten. Daher empfiehlt sich Qigong gerade dem Gesunden, damit er sich möglichst lange seiner Gesundheit erfreuen kann.

Weise Voraussicht im Alten China

Vor rund 2500 Jahren gab es in China einen legendären Arzt namens Bian Que. Einmal begab es sich, dass er seinem König zum ersten Mal gegenüberstand. Schon auf den ersten Blick erkannte er, dass der König krank war. Bian Que bot dem König seine Hilfe an, doch dieser lehnte ab, da er sich für gesund hielt und den Arzt verdächtigte, nur leichtes Geld verdienen zu wollen.

Geraume Zeit später begegnete Bian Que wieder dem König. Er sah sofort, dass sich dessen Zustand verschlechtert hatte. Erneut bot er dem König seine Dienste an, doch dieser lehnte wieder ab.

Abermals verstrich Zeit. Als Bian Que den König wieder traf, erschrak er heftig, weil sich ihm der König nun als sehr kranker Mann zeigte. Doch da der König noch immer nichts von seiner Krankheit spürte, wies er das Angebot des Arztes, ihm zu helfen, erneut weit von sich.

Bian Que verließ daraufhin das Land, denn er wusste, dass die Krankheit den König bald heftig plagen würde. Dann würde er dem König aber nicht mehr helfen können und dessen Zorn auf sich ziehen. Es geschah genau so, wie der weise Arzt es vorhergesehen hatte: Der König, der so viele Möglichkeiten zur Hilfe hatte verstreichen lassen, verstarb an seiner Krankheit.

Was bedeutet Qigong?

Der Begriff Qigong setzt sich aus zwei chinesischen Schriftzeichen zusammen: dem Zeichen für Qi und dem für Gong. Da ein chinesisches Schriftzeichen stets eine ganze Fülle von Bedeutungen enthält, lässt es sich nicht einfach mit ein oder zwei Worten übersetzen. Der Einfach-

heit halber wird hier nur auf jene Bedeutung eingegangen, die im Bezug auf Qigong wesentlich ist.
Zunächst soll jedoch auf eine missverständliche Übersetzung von Qi im Hinblick auf den Begriff Qigong hingewiesen werden: Qi hat in der chinesischen Sprache auch die Bedeutung von Atem. Daher wurde Qigong, als es im Westen bekannt wurde, zunächst als „Breathing Exercises" ins Englische übersetzt. Dies ist aber nicht korrekt. Zwar werden in den meisten Qigong-Richtungen auch Atemübungen praktiziert, und es gibt Schulen, in denen der Atem eine herausragende Rolle spielt. Wenn man Qigong jedoch auf „Atemübungen" reduziert, wird man dem, wofür der Begriff steht, nicht gerecht. Qigong-Übungen sind weit mehr als das.

> Erstmals ist der Begriff **Qigong** (sprich: tschi gung) in der Ji-Dynastie (265-420 n. Chr.) aufgetaucht, danach fand er kaum noch Verwendung. Erst in den 50er Jahren des vergangenen Jahrhunderts gewann die Bezeichnung neuerlich an Bedeutung und setzte sich rasch durch.

Eine Idee davon, wie umfassend Qigong zu verstehen ist, stellt sich erst ein, wenn man das Zeichen Qi richtig einzuordnen weiß. In der traditionellen chinesischen Kultur ist Qi ein Begriff von umfassender Geltung. Er gehört in den Zusammenhang des klassischen chinesischen Weltbilds, das aus der intensiven Beobachtung der belebten und der unbelebten Natur hervorgegangen ist. Demnach handelt es sich bei Qi um eine Art immaterielles Grundelement, welches das gesamte Universum mit Leben erfüllt.

Qi in seiner reinen Form ist in stetiger Bewegung und Wandlung begriffen. Folglich sind auch die unbelebte und die belebte Natur – also Pflanzen, Tiere und Menschen – von Qi durchdrungen und nur solange gesund, als sich Qi in ihnen bewegt und sich seinen Gesetzmäßigkeiten entsprechend wandelt. Diese Einsicht in Qi und seine unterschiedlichen Erscheinungsformen ist für das Verständnis der gesamten chinesischen Kultur von großer Bedeutung, nicht zuletzt auch für das der Traditionellen Chinesischen Medizin (TCM).

Die Medizintradition Chinas

Die Traditionelle Chinesische Medizin (TCM) richtet ihre Behandlungsmethoden nach dem Verständnis von Qi aus. Qi gilt als eine Grundsubstanz des Lebens mit unterschiedlichen Funktionen wie etwa dem Nähren, dem Schützen oder dem Wärmen. In der Therapie geht es darum, Störungen im Qi-Haushalt (z. B. Stauungen oder Blockaden des Qi-Flusses) festzustellen, sie zu beheben und es dem Qi wieder zu ermöglichen, ungehindert zu fließen. Wo Qi ist, dort ist Leben. Wo Qi seinen Regeln entsprechend fließt, dort ist Gesundheit. Entweicht Qi aus einem Körper, so bedeutet dies den Tod.
Nach westlichem Verständnis könnte man Qi als ein grundlegendes Prinzip innerhalb eines theoretischen Modells verstehen, welches das Sein in seiner Gesamtheit zu erklären versucht. Qi ist im Rahmen dieses Modells eine immaterielle Kraft von universellem Charakter. Ihre Anwesenheit bedeutet Leben, ihr Entschwinden den Tod. In diesem Zusammenhang bietet sich als eine mögliche Übersetzung von Qi der Begriff Lebensenergie an.

„Wenn man lebt, sammelt sich Qi.
Wenn man stirbt, schwindet Qi."
Zhuangzi, berühmter chinesischer Philosoph im alten China, 4. Jh. v. Chr.

„Geboren werden, wachsen, altern und sterben –
alles ist ein Ergebnis der Umwandlung von Qi."
Aus dem goldenen Testament des gelben Kaisers, dem klassischen Buch der chinesischen Medizin.

Das Zeichen Gong ist weniger schwer zu übersetzen, weil es keinen so komplexen philosophischen Hintergrund hat. Gong (sprich: gung)

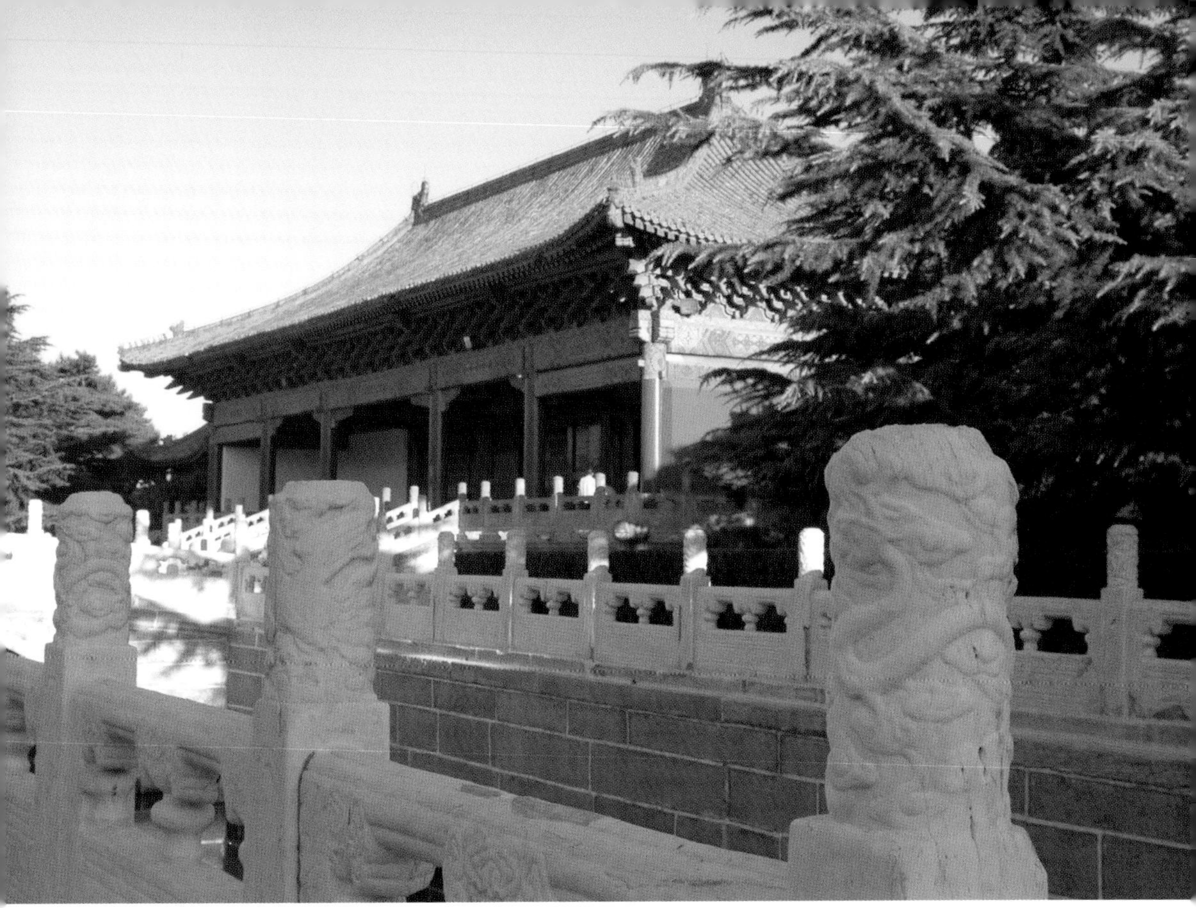

bedeutet Arbeit oder Fertigkeit. Es steckt auch in dem bekannten Begriff Kungfu. ‚Kung' ist lediglich eine andere Schreibweise für dasselbe chinesische Zeichen, die Bedeutung bleibt gleich.
Setzt man die beiden Zeichen Qi und Gong nun nebeneinander, so erhält man als Bedeutung für den Begriff Qigong ‚Arbeit mit der Lebensenergie' oder ‚Fertigkeit im Umgang mit der Lebensenergie' – denn eine Fertigkeit muss man sich ja erst erarbeiten. Das macht deutlich, dass Qigong ein gewisses Maß an Anstrengung verlangt.
Damit Qigong seine positive Wirkung für den Organismus entfalten kann, sollte möglichst täglich geübt werden. Es ist weitaus wirkungsvoller, jeden Tag 20 Minuten zu üben, als einmal pro Woche eine oder gleich mehrere Stunden. Die Regelmäßigkeit im Übungsablauf ist Teil der das Leben kultivierenden Funktion von Qigong. Zudem verbindet sich damit auch der künstlerische Aspekt: Qigong will wie eine Kunst gepflegt werden. Zwar kann man sich durch Disziplin stetig verbessern, aber man gelangt mit dem Lernen und Üben nie an ein Ende.

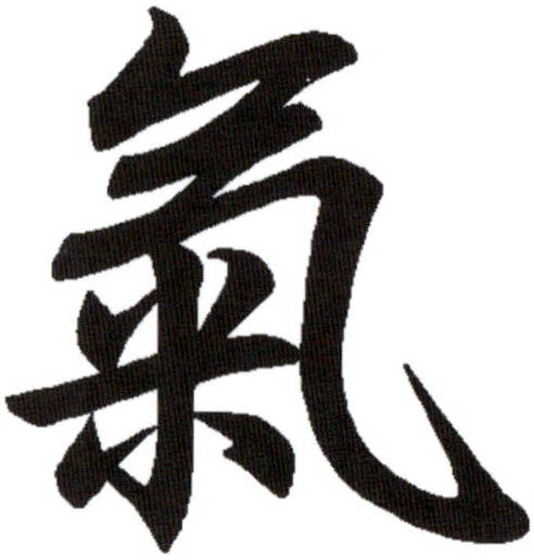

Die drei Qi-Quellen

Qigong arbeitet mit Qi, der Lebensenergie. Aber woher kommt Qi? Wie gelangt es in den Körper?
Qi wird als eine Kraft angesehen, die uns am Leben hält und unser Leben erst möglich macht. Die Traditionelle Chinesische Medizin kennt drei Qi-Quellen: eine davon entsteht bereits vor unserer Geburt, die anderen beiden bilden sich danach.

► Das Ursprungs-Qi

Dieses Qi kann man auch „Ererbtes Qi" nennen. Es beinhaltet die energetische Kraft, die mit der Verschmelzung von Samen- und Eizelle der Eltern auf das Kind übergeht. Diese Kraft gilt als energetische Veranlagung und stellt unsere Grundkonstitution dar. Das Ursprungs-Qi lässt sich nicht vermehren, aber man kann es pflegen. Dafür bieten sich die Übungen des Qigong ganz besonders an. Die TCM ordnet das Ursprungs-Qi der Niere zu.

► Das Nahrungs-Qi

Dieses Qi heißt auch „Erd-Qi". Es wird mit dem Essen und Trinken zugeführt, also immer wieder neu gewonnen. Durch die Verdauungstätigkeit kann das Qi aus den Nahrungsmitteln genützt werden. Die TCM ordnet das Nahrungs-Qi dem Magen zu.

Das Qi der Luft

Die dritte Quelle heißt auch „Himmels-Qi“ und wird aus der Luft gewonnen. Um zu leben, müssen wir atmen und mit jedem Atemzug nehmen wir Qi auf. Die TCM ordnet das Luft-Qi der Lunge zu.

Die Organe in der TCM

Die Zuordnung der jeweiligen Qi-Arten zu bestimmten Organen ist nicht im Sinne der westlichen Medizin zu verstehen. In der TCM werden Niere, Magen oder Lunge nie nach ihrer anatomisch klar erfassbaren Struktur und ihrer physiologischen Funktion verstanden, sondern immer energetisch betrachtet. Während sich die westliche Medizin auf die jeweilige Funktion des Organs konzentriert, spricht man in der TCM von Funktionskreisläufen. Diese stehen jeweils mit einem bestimmten Organ in Zusammenhang und weisen auf dessen energetische Funktion hin.

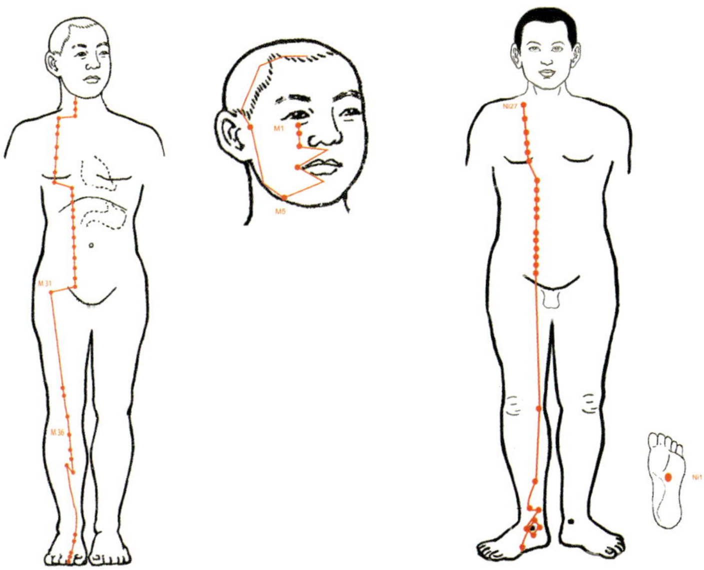

足陽明胃經 足少陰腎經

Die fünf Funktionen von Qi

Qi erfüllt ganz unterschiedliche Aufgaben in unserem Körper. Aus diesem Grund wird es in der TCM auch sehr differenziert betrachtet. Man kennt verschiedene Arten von Qi, die nach ihrer jeweiligen Aufgabe benannt sind. So gibt es etwa ein Qi, das für aufbauende Prozesse zuständig ist (Ying Qi), ein anderes hingegen erfüllt Abwehrfunktionen (Wei Qi) oder wird im Zusammenhang mit der Nahrung gesehen (Gu Qi). Grundsätzlich gibt es fünf verschiedene Funktionen von Qi:

► Die Schutzfunktion

Dieses Qi schützt den Körper vor schädigenden Einflüssen von außen wie z. B. Hitze, Kälte oder Feuchtigkeit.

► Die Wärmefunktion

Dieses Qi reguliert den Wärmehaushalt des Körpers bis in die äußersten Extremitäten wie z. B. Hände und Füße.

► Die Bewegungsfunktion

Dieses Qi sorgt einerseits für alle psychischen und körperlichen Bewegungen, andererseits kontrolliert es diese Vorgänge. Auch die großen Prozesse des Lebens – Geburt, Wachstum und Altern – gelten in diesem Zusammenhang als Bewegungen, daher wird auch für sie Qi gebraucht.

► Die transformierende Funktion

Dieses Qi ist für die Verdauung und die Umwandlung (Transformation) der Nahrung in für den Körper verwertbare Bestandteile zuständig.

► Die erhaltende Funktion

Dieses Qi hält die Körperflüssigkeiten und Organe an ihren Orten und verhindert den übermäßigen Verlust von Flüssigkeiten.

Die acht Bewegungsrichtungen von Qi

In allen Bereichen der chinesischen Kultur – sei es Malerei, Kalligraphie, Musik, Architektur, Medizin oder Qigong – existiert das Bestreben, Qi im Fluss zu halten und diese elementare Bewegung des Lebens zu schützen und zu fördern. Zu diesem Zweck ist es wichtig, die Richtungen der Qi-Bewegung zu kennen. Es gibt acht Bewegungsmöglichkeiten von Qi, die sich durch vier einander entgegengesetzte Paare beschreiben lassen.

Qi bewegt sich:
steigend und sinkend
von innen nach außen bzw. von außen nach innen
öffnend und schließend
sammelnd und verteilend

Diese acht Bewegungsweisen machen in ihrer Gemeinsamkeit das Leben erst möglich. In China spricht man auch von der *Qi-Dynamik (Qi Ji)*. Darunter versteht man das harmonische Zusammenspiel dieser acht Flussrichtungen von Qi. Wo sie in Balance sind, ist ein Körper gesund und ausgeglichen.

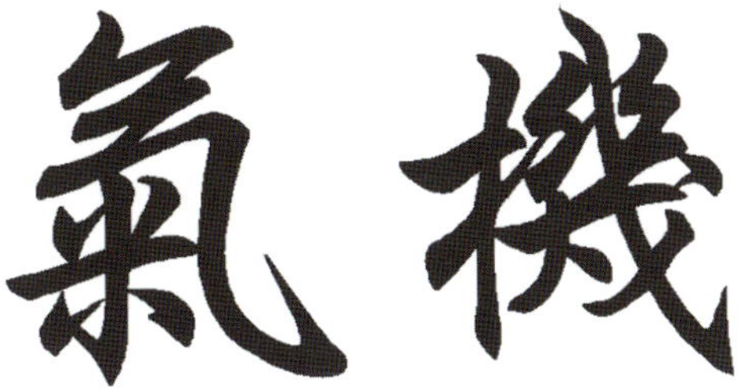

Yin & Yang

Die Lehre von Yin und Yang führt uns in das Zentrum der chinesischen Kultur. Ebenso wie der Begriff Qi all ihre Bereiche durchdringt, ist auch die Lehre von Yin und Yang überall anzutreffen.
Yin und Yang sind weder Fachbegriffe eines bestimmten Wissenschaftszweiges, noch spielen sie ausschließlich in einem abgrenzbaren Gesellschaftsbereich eine Rolle. Hinter allem Denken und Handeln stehen nach chinesischer Sicht Yin und Yang. Alles was ist, drückt das Verhältnis dieser beiden Pole zueinander aus.

Obwohl sich das Symbol in Europa großer Beliebtheit erfreut, ist die tatsächliche Bedeutung von Yin und Yang für westliche Menschen nicht leicht nachvollziehbar: ein Kreis, durch eine S-förmige Linie in zwei Hälften unterteilt, mit einer schwarzen und einer weißen Seite. Jede Hälfte trägt einen Punkt der anderen Hälfte in sich. Die beiden durch eine Trennlinie entstehenden Seiten ähneln zwei Fischen, die sich ineinander fügen und so den Kreis ausfüllen.

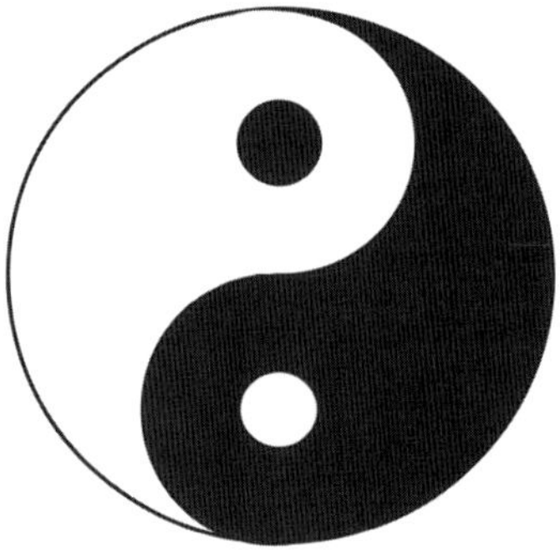

Alle Symbole sind Bedeutungsträger, so auch das von Yin und Yang. Im asiatischen Raum ist die Aussage dieses Zeichens selbstverständlich. Man wächst mit ihm auf und lernt Yin und Yang zu verstehen, ohne sich besonders damit zu befassen. Einem Asiaten erklärt sich die ganze Welt über das Verhältnis von Yin und Yang. Im Westen hingegen muss man erst verstehen lernen, was mit den beiden Begriffen tat-

sächlich gemeint ist. Dafür gilt es, die asiatische Sichtweise nachzuvollziehen. Macht man dies nicht, ordnet man die Theorie von Yin und Yang in westliches Denken ein und versäumt damit ein tieferes Verständnis der Gedankenwelt Chinas.
Für westliche Menschen ist es selbstverständlich, schwarz und weiß als *Gegensätze* zu betrachten. Dabei entsteht bereits eine Abgrenzung: schwarz ist nicht weiß, weiß ist nicht schwarz. Zwischen beiden Farben wird eine scharfe Trennlinie gezogen und sie haben nur insofern etwas miteinander zu tun, als sie gegensätzlicher nicht sein könnten. Philosophisch betrachtet, spricht man in diesem Fall von einem *Dualismus*. Dieser Begriff steht für zwei einander entgegengesetzte Prinzipien, die nichts miteinander gemein haben. Sie schließen sich sogar aufgrund ihrer Gegensätzlichkeit aus (z. B.: gut und böse – beides gleichzeitig ist mit westlichen Köpfen kaum denkbar).
Yin und Yang hingegen drücken keinen Dualismus im Sinne eines unvereinbaren Gegensatzes aus, sondern beschreiben unterschiedliche Sichtweisen derselben Sache. Asiatisch betrachtet geht es nicht darum, Unterschiede bis zur absoluten Gegensätzlichkeit herauszuarbeiten (schwarz gegen weiß), sondern den Blick zu öffnen: Alles kann auf unterschiedliche, durchaus auch gegensätzliche Art betrachtet werden – und dennoch bleibt alles stets aufeinander bezogen.

Gleichzeitig statt gegensätzlich

Die Yin-Yang-Theorie ist im alten China auf dem Wege der gründlichen Naturerforschung entstanden. So kann man etwa einen Berg betrachten und feststellen, dass eine Seite von Sonne beschienen ist, während die andere im Schatten liegt. Trotzdem handelt es sich um denselben Berg. Die Lehre von Yin und Yang fasst dieses Phänomen so in Begriffe, dass die Sonne dem Yang, der Schatten hingegen dem Yin zugeordnet wird. Sonne und Schatten bezeichnen aber keinen Dualismus. Der Berg liegt nicht entweder in der Sonne oder im Schatten, sondern beides existiert zugleich, Yin und Yang.
Genauso verhält es sich bei einem Baum: Seine Wurzeln wachsen in die Erde, seine Krone erstreckt sich aber in den Himmel. Die Erde ist Yin, der Himmel Yang. Der Baum selbst jedoch ist weder Yin noch

Yang, sondern beides zugleich. Yin und Yang sind folglich keine unüberbrückbaren Gegensätze, sondern zwei aufeinander bezogene Pole derselben Sache. Die Theorie von Yin und Yang ist somit eine Lehre der *Bipolarität* allen Seins.

Eigentlich ist uns im Westen diese Sichtweise auf die Dinge gar nicht so fremd, wir haben sie nur nicht in dem Maße kultiviert wie das trennende Denken. Dass wir der Bipolarität durchaus zugeneigt sind, erkennen wir an geläufigen Redewendungen wie z. B. „Kein Licht ohne Schatten". Dieses Sprichwort ist ein gutes Beispiel dafür, wie vertraut uns im Westen das Yin-Yang-Denken eigentlich ist – selbst wenn wir von Yin und Yang noch nie etwas gehört haben. Kein Licht (Yang) ohne Schatten (Yin) heißt im übertragenen Sinne auch: keine Freude (Yang) ohne Leid (Yin), keine Geburt (Yang) ohne Tod (Yin), kein Gewinn (Yang) ohne Verlust (Yin), usw.

Nichts ist nur Freude, aber auch nie nur Leid. Alles spielt sich zwischen beiden Polen ab. In der Theorie von Yin und Yang geht es nie allein um die Polarität dieser beiden Größen, sondern stets auch um ihr Verhältnis zueinander.

Weder besser, noch schlechter

Es ist wichtig zu erkennen, dass nicht nur alles, was ist, stets Yin und Yang in sich trägt, sondern dass es auch gelingt, das rechte Verhältnis zwischen beiden Polen herzustellen. Daher ist die praktische kulturelle Umsetzung der Yin-Yang-Theorie auch an der *Ausgewogenheit* von Yin und Yang interessiert. Wo Yin und Yang sich die Waage halten und im rechten Verhältnis zueinander vorkommen, dort herrscht ein optimaler, harmonischer Zustand. Daher sind Yin und Yang nie gegeneinander auszuspielen, wie z. B. das Licht oder der Sommer (beide Yang) nie besser zu bewerten ist, als die Dunkelheit oder der Winter (beide Yin). Dies wäre ein weiterer, typischer Fehler im westlichen Umgang mit der Theorie von Yin und Yang: In die wertneutrale Bipolarität eine ethisch-moralisch gefärbte Wertung einzubringen und etwas „besser" oder „schlechter" zu finden.

Yin und Yang sind keine moralischen Kategorien, sondern bilden ein Begriffspaar, das die Vielschichtigkeit in allen Dingen zu erkennen und zu benennen hilft. Damit werden harmonische, lebensförderliche Bedingungen geschaffen. In allen chinesischen Lebensbereichen strebt man daher nach einem ausgewogenen Verhältnis von Yin und Yang, insbesondere in der TCM und im mit ihr verbundenen Übungsweg Qigong. Während die TCM Yin und Yang für Diagnose sowie Therapie verwendet, dient die Theorie im Qigong als Prinzip für die praktischen Übungen.

Yin & Yang im Qigong

Die Arbeit mit der Vorstellungskraft lässt sich im Qigong nach Yin und Yang einteilen. Visualisierungen, deren Inhalt Bewegung oder Wärme ist, werden als Yang bezeichnet. Vorstellungen, bei denen es um Ruhe oder Kälte geht, gelten als Yin. Eine praktische medizinische Konsequenz verbindet sich mit der Konzentration auf den unteren (Yin) oder oberen (Yang) Körperteil: Bluthochdruck wird in der TCM als ein Phänomen der oberen Fülle bezeichnet (Yang). Daher sollten sich Patienten mit diesem Leiden beim Üben von Qigong besonders auf den unteren Körperbereich (Yin) konzentrieren, um so dem Problem entgegenzuwirken. Auf diese Weise lässt sich die Yin-Yang-Theorie vielfältig im Qigong-Übungsprozess einsetzen: Bewegungen nach oben und außen gelten als Yang-, nach unten und innen ausgeführt sind sie Yin-Bewegungen. Einatmen ist ein Yang-, ausatmen zählt als Yin-Vorgang. Die Anwendungsmöglichkeiten sind schier unendlich.

Zu beachten ist, dass Yin und Yang relative Begriffe sind. Sie sind immer auf einen konkreten Vergleich bezogen und können sich ändern, wenn sich der Bezugspunkt bzw. Blick auf eine Sache ändert. Wenn man etwa in den Beinen leicht einsinkt und dabei den Oberkörper aufrichtet, ist das Sinken Yin, das Aufrichten jedoch Yang. Betrachtet man nun in demselben Bewegungsvorgang den Oberkörper in seiner Aufrichtung genauer, kann man die Streckung der Wirbelsäule gen Himmel als Yang bezeichnen, das Absenken des Steißbeins in Richtung Erde dagegen als Yin. Entscheidend sind immer der Blickwinkel und die beiden Vergleichspunkte (Pole). Das Ziel bleibt in jedem Fall die ideale Balance.

Die fünf Elemente – oder: die Lehre von den Wandlungsphasen

Wenn man die Lehre von Yin und Yang ausbaut und verfeinert, kommt man zu einem weiteren maßgeblichen Konzept der TCM: den fünf Elementen. Diese Theorie ist auch als Lehre der Wandlungsphasen bekannt. Bei der Frage nach der Benennung hat sich die Lehre von Yin und Yang stillschweigend durchgesetzt: Betrachtet man das Thema eher statisch und in sich ruhend (Yin), wählt man den Begriff der fünf Elemente. Entscheidet man sich für eine dynamische, aus sich herausgehende Sichtweise (Yang), passt die Bezeichnung der Wandlungsphasen besser.
Die genaue Betrachtung des Yin-Yang-Symbols hilft dabei, das grundlegende Konzept hinter den Wandlungsphasen besser zu verstehen. Halten wir uns das bekannte Zeichen vor Augen, lässt sich mit etwas Phantasie die Dynamik der sich ineinander schlängelnden Fische darin erkennen. In einem weiteren Schritt kann man sich vorstellen, wie sie umeinander kreisen. Yin und Yang sind keine starren Blöcke, die reglos nebeneinander liegen, sondern sie befinden sich in ständiger Veränderung, in unaufhörlicher Bewegung. Mit anderen Worten: Yin und Yang sind immerfort in *Wandlung*. Diese findet aber nicht unberechenbar, in einem chaotischen Durcheinander statt, sondern hat eine Struktur, die durch den Kreis vorgegeben ist.

Nach der klassischen chinesischen Philosophie steht Yang für oben und links, Yin für unten und rechts. Das Symbol gibt Auskunft über das Verhältnis von Yin und Yang zueinander: Wenn man waagrecht über das Zeichen ein Lineal legt und es vom obersten Punkt des Kreises über seinen Mittelpunkt zum untersten Punkt des Kreises zieht, zeigt sich folgendes:

Am äußersten oberen Punkt ist Yang am mächtigsten,
am äußersten unteren Punkt ist Yin am mächtigsten,
in der oberen Hälfte ist Yang stets stärker als Yin,
in der unteren Hälfte ist Yin stets stärker als Yang,
nur auf der mittleren Ebene, die waagrecht durch den Mittelpunkt geht, sind Yin und Yang ausgeglichen.

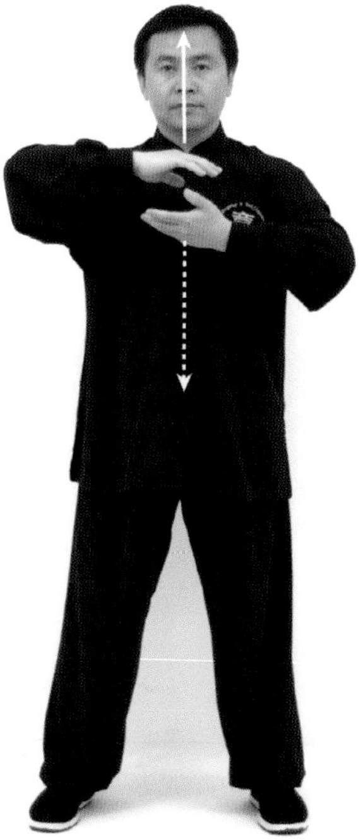 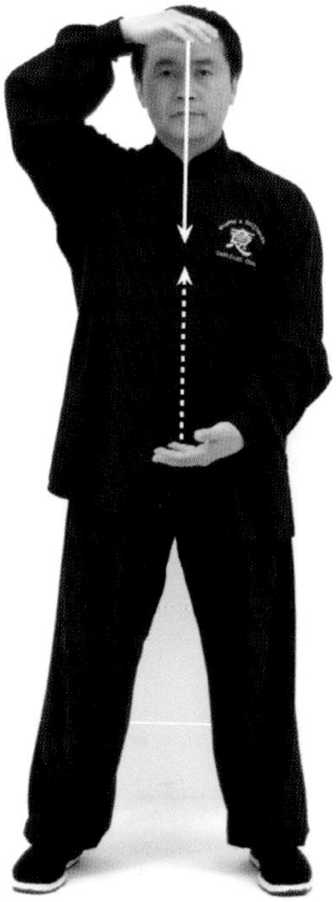

Diese Beobachtungen zeigen, dass Yin und Yang in einer unendlichen Vielfalt von Möglichkeiten miteinander kombiniert werden können. Einmal nimmt Yin, ein anderes Mal Yang die überlegene Position ein, die sich wiederum von minimaler bis zu maximaler Dominanz erstrecken kann. So wie sich das Verhältnis von Yin und Yang zueinander stetig verändert, ist auch das Leben nie statisch, sondern immer in Bewegung: Es *wandelt* sich unentwegt und auf vielfältige Art und Weise. Von dieser Einsicht ist es nur noch ein kleiner Schritt zur Lehre von den Wandlungsphasen.

Das angestrebte Ziel aller Bemühungen – sei es TCM oder Qigong – ist die harmonische Ausgewogenheit von Yin und Yang. Bei der genauen Betrachtung des Yin-Yang-Symbols wird offensichtlich, dass diese Balance im Bild nur auf einer einzigen Ebene vorkommt: Dort, wo eine waagrechte Linie genau durch den Mittelpunkt gezogen wird. An allen anderen Stellen darunter und darüber befinden sich Yin und Yang in einem mehr oder minder stark ausgeprägten Missverhältnis zueinander. Nun könnte man enttäuscht befinden, dass alles Bemühen um die Harmonie letztlich vergeblich ist. Dass dieses Ziel kaum jemals erreicht werden kann, da das Ungleichgewicht erdrückend scheint. Trotzdem wäre dies die falsche Herangehensweise. Bei allen Versuchen, Yin und Yang auszugleichen – wie z. B. beim Üben von Qigong – setzen wir uns diese Harmonie als *Zielpunkt*, auf den unsere Bemühungen zustreben. Das Entscheidende ist nicht, ob wir an diesem Ziel ankommen, sondern dass wir uns darauf zu bewegen.

Stillstand oder Bewegung?

Was würde geschehen, wenn wir die absolute Harmonie von Yin und Yang mit unseren Bestrebungen erreichten? Könnten wir sie festhalten?
Zu verharren würde bedeuten, diesen Zustand einzufrieren, Yin und Yang in ein Korsett der Ausgewogenheit zu pressen. Das jedoch wäre nicht das Leben, denn dieses ist Dynamik, Bewegung und Veränderung. Es zeichnet sich in fast all seinen Stadien durch den permanenten Wechsel zwischen Fülle- bzw. Mangelzuständen von Yin oder Yang aus.
Wenn wir uns aber aktiv mit diesem Wechselspiel auseinander setzen und als Ideal die Ausgewogenheit anpeilen, geht es nicht mehr um das Erreichen dieses Zieles, sondern um die Bewegung in seine Richtung. Wir überlassen nichts dem Wildwuchs, sondern handeln bildend und gestalterisch. Im Qigong spricht man in diesem Sinne von *Yangsheng*, der kultivierenden Pflege des Lebens durch eine gezielte und kontinuierliche Übungspraxis. Aus diesem Grund wurde das medizinische Qigong im alten China auch Yangsheng genannt.

So wie die Lehre von Yin und Yang, lassen sich auch die fünf Elemente bzw. Wandlungsphasen auf das genaue Studium der Natur zurückführen. Die Jahreszeiten sind ein Zyklus, der in fester Reihenfolge immer wieder neu durchschritten wird. Anders als bei den vier Jahreszeiten, kennt man bei den Wandlungsphasen fünf Stationen, die aufeinander folgen. Diese gleichen den fünf Elementen: Feuer, Erde,

Metall, Wasser und Holz. Die Umsetzung der Yin-Yang-Theorie ergibt sich hier durch Elemente für Yin (Wasser) und Yang (Feuer). Die restlichen Elemente stehen für die Wandlungen von Yin zu Yang und umgekehrt.

Das Ziel: Ausgewogenheit

Die Lehre von den Wandlungsphasen spielt vor allem in der TCM eine große Rolle. Hier ist die grundlegende Intention, Feuer und Wasser – Yang und Yin – gegeneinander auszugleichen. Die Wandlungsphasen sind in diesem Zusammenhang ein wichtiges Diagnose-Instrument.

Jedem Element wird eine bestimmte Jahreszeit, Himmelsrichtung und Farbe, ein Geruch, Geschmack und Organ (das noch einmal nach Yin und Yang unterschieden wird) sowie einiges mehr zugeordnet. Ein ausgeklügeltes Verfahren bringt die einzelnen Elemente miteinander in Verbindung und erlaubt es dem Therapeuten, genaue Diagnosen körperlicher oder geistig-seelischer Erkrankungen zu stellen und einen entsprechenden Therapieplan zu entwerfen. Selbstverständlich steht auch hier – im Unterschied zur westlichen Medizin – der energetische Gesichtspunkt im Vordergrund.

Der Entstehungszyklus

Dieser Zyklus beschreibt, wie sich die einzelnen Elemente gegenseitig nähren und auseinander hervorgehen:

Holz nährt Feuer (da Feuer Holz braucht, um zu brennen)
Feuer nährt Erde (denn Feuer hinterlässt Asche, also Erde)
Erde nährt Metall (denn Metall entsteht in der Erde)
Metall nährt Wasser (denn Metall verflüssigt sich unter Hitzeeinwirkung)
Wasser nährt Holz (denn ein Baum braucht Wasser, um zu wachsen)

Der Kontrollzyklus

Dieser Zyklus beschreibt, wie ein Element durch ein anderes kontrolliert wird. Im medizinischen Sinne ist das ein gesunder, physiologischer Vorgang, der das Gleichgewicht aufrecht erhält. Dabei wird die Kontrolle immer von einem Element auf das übernächste im Zyklus ausgeübt:

Holz kontrolliert Erde (die Wurzeln eines Baumes verleihen der Erde Festigkeit)

Erde kontrolliert Wasser (Erde bildet das Bett eines Flusses)

Wasser kontrolliert Feuer (Wasser löscht Feuer)

Feuer kontrolliert Metall (Feuer bringt Metall zum Schmelzen)

Metall kontrolliert Holz (ein Beil fällt den Baum)

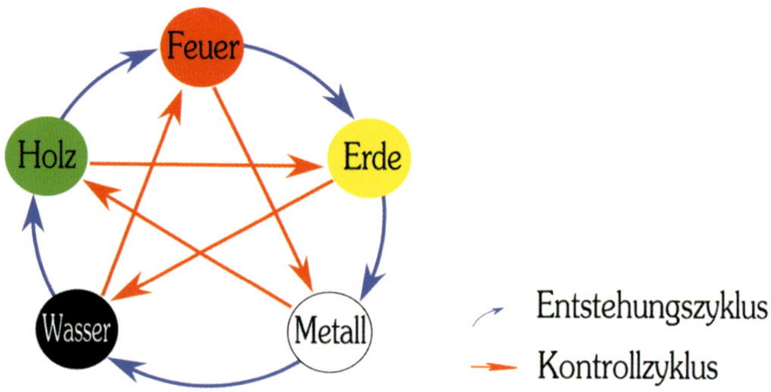

Der Überwältigungszyklus

Dieser Zyklus ist das Gegenteil vom Kontrollzyklus. Hier wir das zuvor kontrollierende Element überwältigt:

Holz überwältigt Metall (das Beil wird stumpf und untauglich)

Metall überwältigt Feuer (Metall erstickt das Feuer)

Feuer überwältigt Wasser (das Wasser reicht nicht, um das Feuer zu löschen)

Wasser überwältigt Erde (der Fluss tritt über die Ufer und überschwemmt das Land)

Erde überwältigt Holz (ein Erdrutsch reißt die Bäume mit sich)

Die zwölf Meridiane

Die Lebensenergie eines Menschen fließt in zwölf Hauptleitbahnen – den sogenannten Meridianen – durch den Körper. Diese kleinen und großen Bahnen sind weit verzweigt und stehen miteinander wie ein Netzwerk in Verbindung. Das Zusammenspiel der Meridiane lässt sich mit dem Gefäßsystem des Körpers vergleichen: auch dort gibt es neben feinsten Gefäßen – den Kapillaren – große Adern wie etwa die Aorta. Der Unterschied besteht darin, dass das energetische Netzwerk des Körpers keine Flüssigkeiten, sondern Energieströme transportiert. Außerdem sind die Wege keine Gefäße wie beim Blutkreislauf, sondern Leitbahnen. Auf diesen liegen die sogenannten Akupunkturpunkte, über die der Energiefluss im Körper verändert werden kann.
Über 365 solcher Punkte befinden sich entlang der Meridiane, die man mit großen, wasserreichen Flüssen vergleichen kann. Die zwölf Hauptmeridiane sind paarweise angeordnet, jede der Leitbahnen kommt also auf der linken und der rechten Körperhälfte vor. Die Meridiane stehen jeweils mit einem Organ in Kontakt.

經絡

An dieser Stelle sei noch einmal daran erinnert, dass die chinesische Medizin Organe in einem größeren Zusammenhang betrachtet als die westliche Medizin und von energetischen Funktionskreisläufen ausgeht. Diese Systeme entstehen über die Verbindung eines Organs mit dem ihm zugehörigen Meridian: Lunge, Dickdarm, Magen, Milz, Herz, Dünndarm, Blase, Niere, Perikard (Herzbeutel), Gallenblase und Leber. Das sind elf Organe, es fehlt also noch eines: Dieses zwölfte Organ ist in der westlichen Medizin nicht bekannt, da es keine anatomisch nachweisbare Struktur hat: der sogenannte Dreifache Erwärmer. Er erfüllt eine übergeordnete Organfunktion und spielt in der TCM eine wesentliche Rolle. Alle mit einem Organ verbundenen Hauptleitbahnen verlaufen auf ei-

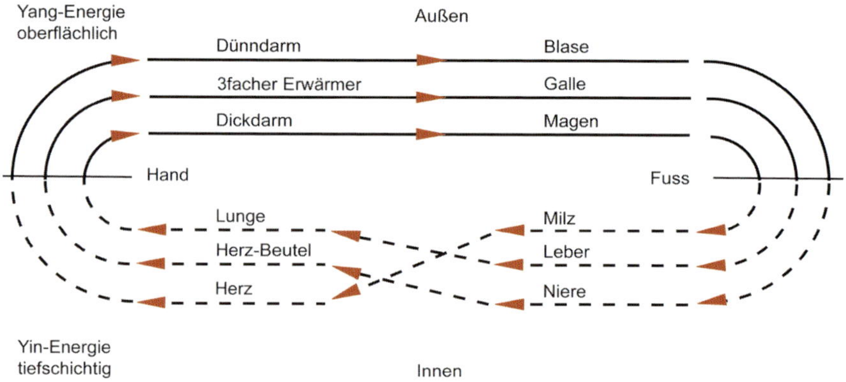

ner äußeren und einer inneren Route. Beim Üben von Qigong hilft es, eine grobe Vorstellung vom Verlauf der Hauptleitbahnen zu haben. Dies ist jedoch keine Voraussetzung und schon gar keine Hürde, an der die Qigong-Praxis scheitern sollte.

Neben den zwölf Hauptleitbahnen gibt es noch acht Sonderleitbahnen und zahlreiche Verzweigungen. Im Hinblick auf Qigong sind besonders zwei dieser Sonderleitbahnen wichtig: das sogenannte Dienergefäß (Renmai) und das Lenker- oder Konzeptionsgefäß (Dumai). Ihr Verlauf ist relativ einfach zu merken: gemeinsam umrunden sie den Rumpf samt Kopf und Hals in der Mitte, so dass zwei gleiche Hälfte entstehen.

Besonders im medizinischen Qigong gibt es Übungen, die direkt auf die Meridiane bezogen sind oder bei denen bestimmte Akupunkturpunkte eine Rolle spielen. Darum folgt ein Blick auf die zwölf Meridiane und die beiden wichtigen Sonderleitbahnen.

Die traditionelle **Maßeinheit** zur Lokalisierung der Akupunkturpunkte ist das chinesische ‚Cun' (sprich: tsun). Dabei handelt es sich um ein sogenanntes ‚Relativmaß': der Patient gibt das rechte Maß durch seine eigenen Körperrelationen vor. So gilt z. B. die Breite des Daumens in Höhe des Gelenks als ein Cun.

Die **Benennung** der Akupunkturpunkte erfolgt einheitlich mit der Abkürzung für den jeweiligen Meridian sowie einer Ziffer: Lu 1 bezeichnet z. B. den Akupunkturpunkt ‚Lunge 1'

Der Lungenmeridian

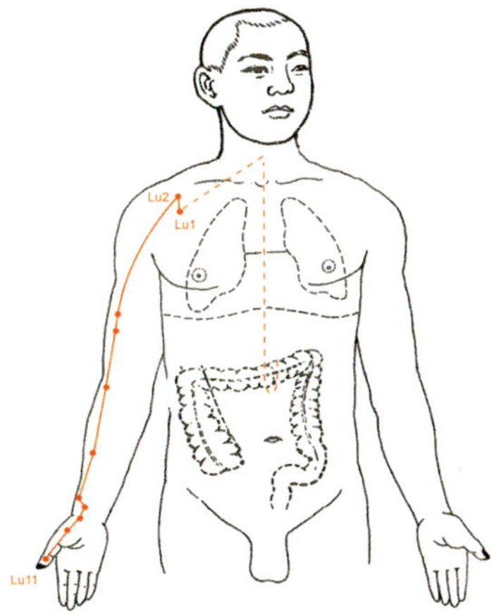

手太陰肺經

Die innere Route:
Entspringt an der „Mittleren Wärme" (in der Mitte der Bauchhöhle) – zieht nach unten und verbindet sich mit dem Dickdarm – steigt empor zum Magen – tritt durch das Zwerchfell in die Lunge – durch die Luftröhre hinauf zur Kehle. Beim Akupunkturpunkt ‚Lunge 1' (Zhongfu) tritt diese Route an die Oberfläche.

Die äußere Route:
Verläuft durch die Achselhöhle – zieht an der Vorderseite des Oberarms und der Innenseite des Unterarms entlang – über die große Pulsader am Handgelenk bis zur äußeren Nagelwurzel des Daumens.

Typische Beschwerden:
Husten, Atemnot, Völlegefühl im Brustkorb, Schmerzen im Unterarm, Schmerzen in Schultern und oberem Rücken, geschwollene oder schmerzhafte Mund- und Rachenhöhle, Mandelentzündung usw.

Nützliche Akupunkturpunkte:

Lu 1: *„Mittlere Versammlungshalle"* (Zhongfu)
Position: sechs Cun seitlich der Körpermittellinie, zwischen erster und zweiter Rippe.

Lu 2: *„Tor der Wolken"* (Yunmen)
Position: über Lu 1, direkt unter dem Schlüsselbein.

Lu 11: *„Junges Handeln"* (Shaoshang)
Position: neben der äußeren Nagelwurzel des Daumens.

Der Dickdarmmeridian

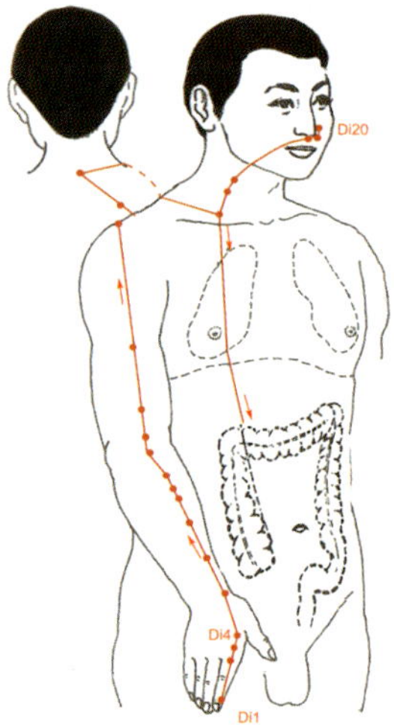

手陽明大腸經

Die äußere Route:
Beginnend auf der daumenseitigen Spitze des Zeigefingers – über die Außenseiten von Unter- und Oberarm bis zur Schulter. Von dort nach hinten zum Dornfortsatz des 7. Halswirbels und wieder vorwärts bis zur Grube über dem Schlüsselbein – über Wange und Mundwinkel bis zur Oberlippe – weiter bis zum Nasenflügel, dort verbindet sich diese Route mit dem Magenmeridian.

Die innere Route:
Von der Grube über dem Schlüsselbein zieht eine Linie in den Brustkorb hinein – verbindet sich mit der Lunge – weiter durch das Zwerchfell und verbindet sich mit dem Dickdarm.

Typische Beschwerden:
Zahnschmerzen im Unterkiefer, geschwollene und schmerzhafte Rachenhöhle, Nasenbluten, trockener Mund, geschwollene äußere Halspartien, Schmerzen und Bewegungsstörungen an der Vorderseite der Unterarme oder Schultern usw.

Nützliche Akupunkturpunkte:
Di 1: *„Handelnde Helligkeit"* (Shangyang)
Position: im Nagelwinkel (daumenseitig) des Zeigefingers.
Di 4: *„Tal der Vereinigung"* (Hegu)
Position: bei geschlossenem Daumen und Zeigefinger, am höchsten Punkt des entstehenden Muskelwulstes.
Di 20: *„Empfangen des Dufts"* (Yingxiang)
Position: in der Vertiefung am unteren Rand des Nasenflügels.

Der Magenmeridian

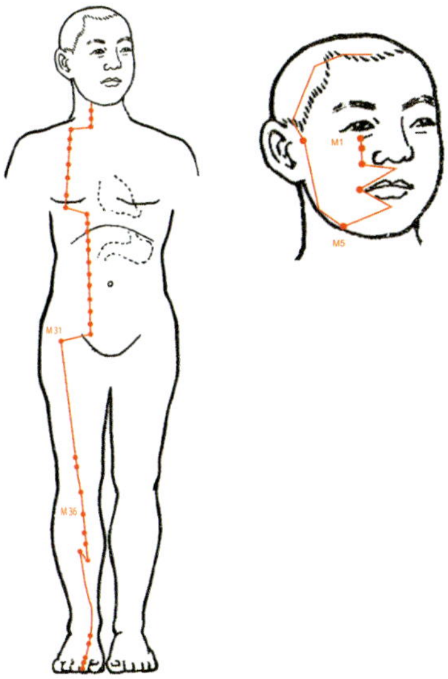

足陽明胃經

Die äußere Route:
Beginnend in der Mitte des unteren Augenhöhlenrands – über das obere Zahnfleisch – um die Lippen herum – am Unterkiefer entlang und vor dem Ohr aufwärts bis zur Stirn. In der Nähe von Ma 5 (Daying) verlässt der Magenmeridian den Unterkiefer – kreuzt Hals, Brust und Bauch und endet in der Leiste bei Ma 31 (Biguan) – dort trifft die äußere auf die innere Route – weiter entlang der Beinvorderseite über den Fußrücken bis zur Außenseite der zweiten Zehe.

Die innere Route:
In der Nähe von Ma 5 (Daying) geht die innere Route durch den Brustkorb zum Zwerchfell und betritt den Magen – weiter in die Milz – zur Leistenbeuge in den Punkt Ma 31 (Biguan).

Typische Beschwerden:
Hohes Fieber mit starken Schweißausbrüchen, Nasenbluten, Ausschlag an der Lippe, trockener Mund, Kopfschmerzen, geschwollene und schmerzhafte Mund- und Rachenhöhle, geschwollener äußerer Hals, manische Zustände, Völlegefühl im Magen und Unterbauch, Darmgeräusche, Schmerzen und Bewegungsstörungen in vom Magen-Meridian durchzogenen Partien.

Nützliche Akupunkturpunkte:

Ma 1: *„Empfang der Tränen“* (Cheng Qi)
Position: in der Mitte am unteren Augenhöhlenrand, bei geradem Blick direkt unter der Pupille.

Ma 36: *„Drei Meilen am Fuß“* (Zusanli)
Position: drei Cun unterhalb des Kniescheibenrands .

Der Milzmeridian

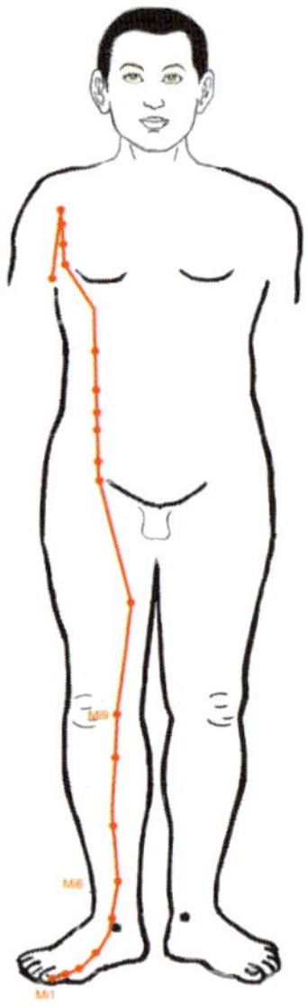

足太陰脾經

Die äußere Route:
Von der Innenseite der großen Zehe über den inneren Fußknöchel – an der Innenseite des Unterschenkels und der Vorderseite des Oberschenkels entlang bis zum Unterbauch – hier tritt auch die innere Route ein und verbindet sich mit Milz und Magen – weiter von der Bauchoberfläche bis zur Brust.

Die innere Route:
Eine innere Route verläuft von Mi 20 (Zhourong) zur Kehle und Zungenwurzel. Beim Unterbauch zieht eine weitere innere Route vom Zwerchfell über den Magen zum Herzen und verbindet sich dort mit dem Herzmeridian.

Typische Beschwerden:
Steife und schmerzhafte Zunge, Magenschmerzen, Erbrechen, aufgeblähter Bauch, allgemeine Schwäche, Völlegefühl im Magen, flüssiger bzw. nicht geformter Stuhl, Verdauungsstörungen, Wassereinlagerungen, Schmerzen und Sensibilitätsstörung im Verlauf des Meridians, Bewegungsstörungen der großen Zehe, Regelschmerzen usw.

Nützliche Akupunkturpunkte:

Mi 1: *„Verborgener Glanz“* (Yinbai)
Position: am inneren Nagelrand der großen Zehe (Anfangspunkt des Milzmeridians).

Mi 6: *„Treffen der drei Yin“* (Sanyinjiao)
Position: am hinteren Schienbeinrand, drei Cun oberhalb der Innenknöchelspitze.

Mi 9: *„Quelle am Yin-Hügel“* (Yinlingquan)
Position: an der Beininnenseite in der Vertiefung am hinteren Schienbeinrand.

Der Herzmeridian

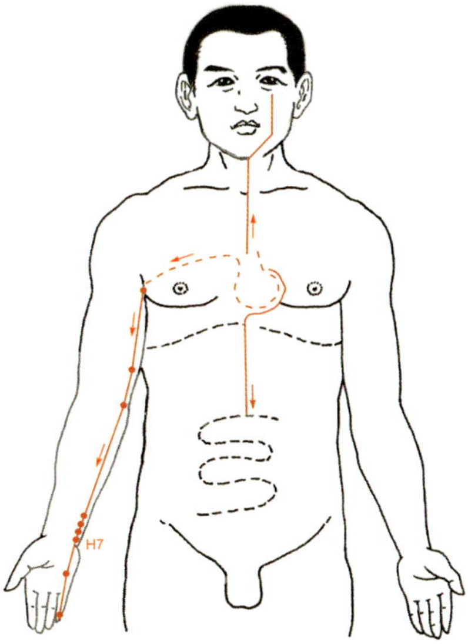

Die innere Route:
Drei Zweiglinien entspringen im Herzen: Die erste verläuft durch das Zwerchfell und verbindet sich mit dem Dünndarm. Die zweite führt seitlich an der Kehle vorbei und verbindet sich mit dem Auge. Die dritte läuft vom Herzen zur Lunge und in die Achselhöhle.

Die äußere Route:
Beginnend in der Achselhöhle mit dem Punkt Herz 1 (Jiquan) – entlang der Innenseite von Ober- und Unterarm über das Handgelenk und die Handfläche. An der inneren Spitze des kleinen Fingers verbindet sich der Herzmeridian mit dem Dünndarmmeridian.

Typische Beschwerden:
Schmerzen an der Vorderseite des Herzens, Brustschmerzen, trockener Hals, starker Durst, gelbe Augen, Schmerzen und Sensibilitätsstörungen an der Innenseite der Oberarme, Hitzgefühl im Handteller, Herzklopfen, psychische Störungen.

Nützliche Akupunkturpunkte:
He 7: „*Tor des Geists*" (Shenmen)
Position: in der Verlängerung des kleinen Fingers (innen) unterhalb der Handgelenksfalte.

Der Dünndarm-meridian

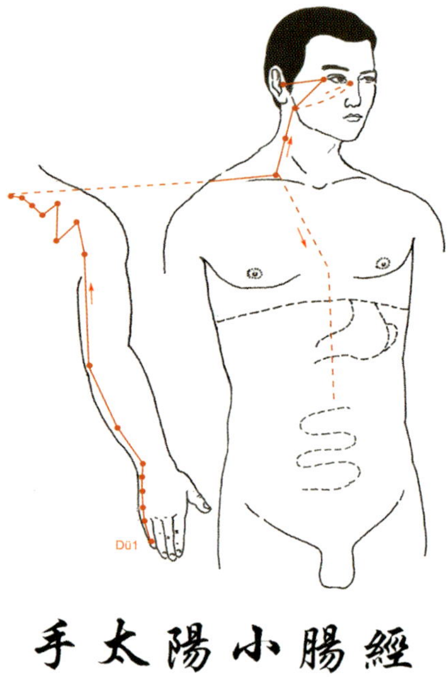

Die äußere Route:
Beginnend an der Außenseite des kleinen Fingers – über das seitliche Handgelenk – entlang der Rückseite von Unter- und Oberarm – über die Schulter zur Grube über dem Schlüsselbein. Dort verbindet sich der Dünndarmmeridian mit dem Lenkergefäß – weiter entlang der Halsseite über die Wange – zum äußeren Augenwinkel und in das Ohr.

Die innere Route:
Verbindet sich beim Punkt Lenkergefäß 14 (Dazhui) mit dem Herzen – weiter durch Zwerchfell und Magen – tritt in den Dünndarm ein.

Typische Beschwerden:
Schmerzen im Unterbauch, Gelbfärbung der Augen, Schwellungen der Wange, Schwellungen und Schmerzen im Rachen, Lähmungen der Arme, Schmerzen und Sensibilitätsstörungen im Verlauf des Meridians.

Nützliche Akupunkturpunkte:
Dü 1: *„Kleiner Teich"* (Shaoze)
Position: an der Außenseite der Nagelwurzel im kleinen Finger.

Der Blasenmeridian

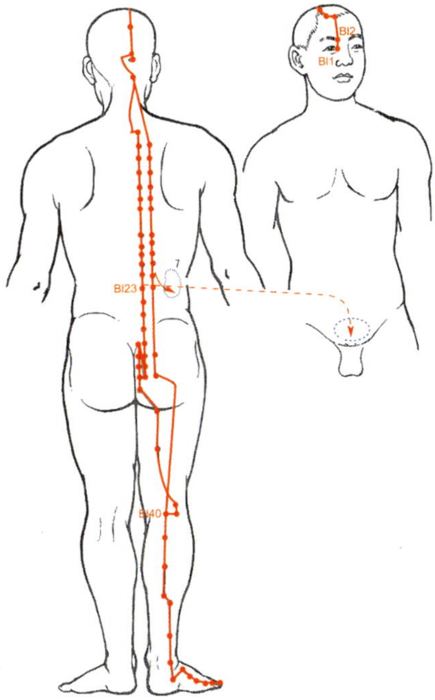

足太陽膀胱經

Die äußere Route:
Beginnend am inneren Augenwinkel – über die Stirn aufwärts zum Schädel – weiter über den Nacken – hier Teilung in zwei parallele Linien: Eine Linie führt zur Basis des Nackens und parallel zum Rückgrat nach unten. Eine Zweiglinie läuft abwärts über das Gesäß. Beide Linien gehen über die Rückseite des Oberschenkels nach unten – treffen sich in der Kniekehle und laufen über die Rückseite des Unterschenkels – entlang der Außenseite des Fußes zur äußeren Spitze der kleinen Zehe – dort Verbindung mit dem Nierenmeridian.

Die innere Route:
Vom Scheitel ausgehend tritt die Leitbahn ins Gehirn ein und kommt am Nacken wieder an die Oberfläche. Im Lendenbereich geht eine Zweiglinie nach innen und verbindet sich mit Nieren und Blase.

Typische Beschwerden:
Mangelnde Urinausscheidung, Harnverhalt, Bettnässen, manische Zustände, Kopfschmerzen, Augenkrankheiten, Schmerzen und Bewegungseinschränkungen in vom Meridian durchquerten Körperzonen, Nasenbluten, Schmerzen und Bewegungseinschränkungen im Kniegelenk, in der Wade, Ferse oder kleinen Zehe.

Nützliche Akupunkturpunkte:

Bl 1: *„Glanz des Auges"* (Jingming)
Position: im inneren Augenwinkel.

Bl 2: *„Bambussammeln"* (Zhanzhu)
Position: am inneren Ende der Augenbraue, über dem Augenwinkel.

Bl 23: *„Nierenshu, Einflusspunkt des Nierenfunktionskreises"* (Shenshu)
Position: zwischen erstem und zweitem Lendenwirbel, 1,5 Cun neben der Mittellinie des Rückens.

Bl 40: *„Die Mitte des Staugewässers"* (Weizhong)
Position: in der Mitte der Kniekehle.

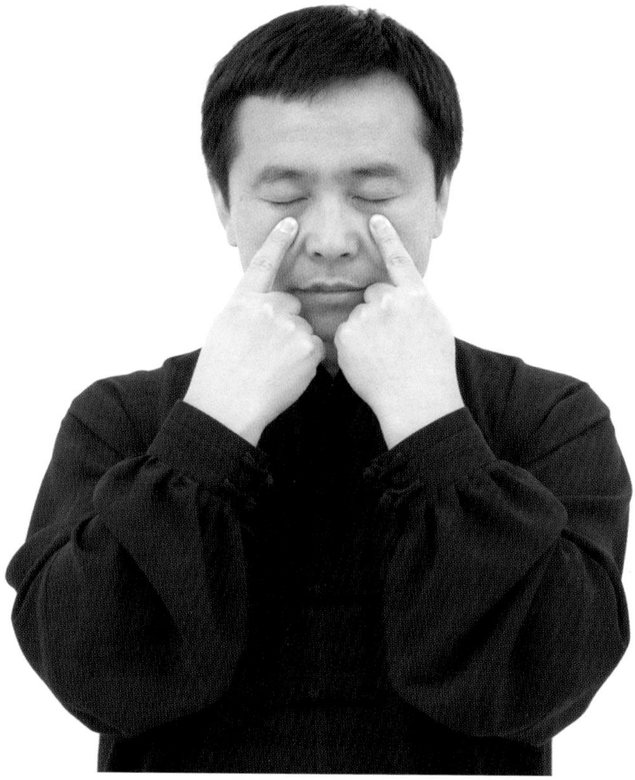

Der Nierenmeridian

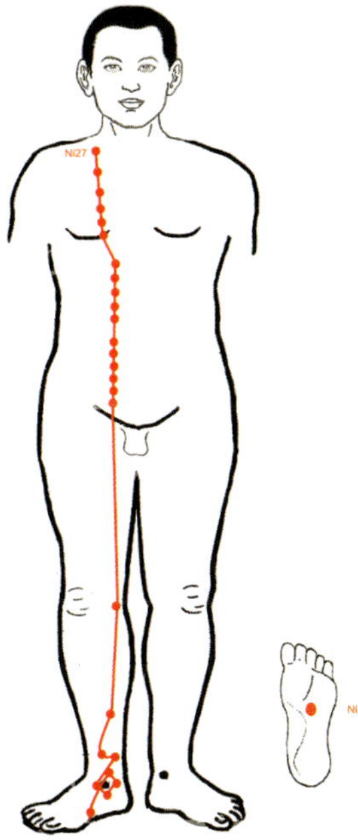

足少陰腎經

Die äußere Route:
Beginnend unterhalb der fünften Zehe – über die Fußsohle und den Rist entlang – rückwärts um den inneren Knöchel kreisend – an der Innenseite von Unter- und Oberschenkel entlang aufwärts bis zum Kreuzbein – vom Unterbauch aus knapp neben der Mittellinie nach oben zwischen Schlüsselbein und erster Rippe seitlich vom Brustbein.

Die innere Route:
Vom Kreuzbein nach oben in Niere und Blase – weiter nach vorne in die Leber – durch das Zwerchfell in die Lunge – die Kehle empor bis zum Endpunkt an der Zungenwurzel.

Typische Beschwerden:
Schwindel, Ohrensausen, Samenausfluss, Atemnot, trockener Mund, Schwellungen und Schmerzen im Rachen, Lendenschmerzen, Wassersucht (Ödeme), Verstopfung, Durchfall, Flimmern vor den Augen, Unruhegefühl im Herzen, psychische Störungen, Muskelschwäche in den Beinen, Hitzegefühl an der Fußsohle, Schmerzen in vom Meridian durchzogenen Körperpartien, Rücken- und Lendenschmerzen.

Nützliche Akupunkturpunkte:

Ni 1: „Sprudelnde Quelle" (Yongquan)
Position: in der Mitte des Fußballens, vier Cun unterhalb der Spitze der zweiten Zehe (im oberen Drittel des Fußes).

Ni 27: „Halle der Zustimmung" (Shufu)
Position: zwischen Schlüsselbein und erster Rippe, zwei Cun seitlich der Mittellinie.

Der Herzbeutelmeridian (Pericard)

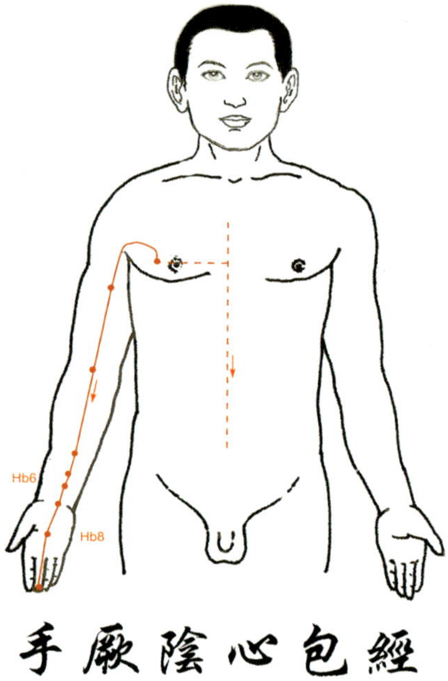

Die innere Route:
Entspringt in der Brust im zugehörigen Organ, dem Herzbeutel (Pericard) – weiter durch das Zwerchfell abwärts – verbindet sich mit dem Dreifachen Erwärmer.
Die äußere Route:
Neben der Brustwarze bei Herzbeutel 1 (Tianchi) durch die Brust – im Rippenbereich kommt diese Route an die Oberfläche – weiter zur Achselhöhle – über Armbeuge und Unterarm zur Handfläche – bis zur Spitze des Mittelfingers.

Typische Beschwerden:
Angstzustände, psychische Störungen, Herzklopfen, Kurzatmigkeit, Schmerzen oder Engegefühl im Brustkorb, psychische Erregungszustände, Muskelverkrampfungen in Arm und Ellbogen, Hitzegefühl in der Handfläche, Schmerzen in vom Meridian durchzogenen Körperteilen usw.

Nützliche Akupunkturpunkte:
Hb 6: *„Inneres Passtor"* (Neiguan)
Position: zwei Cun unterhalb der Handgelenksfalte in der Armmittellinie.
Hb 8: *„Palast der Arbeit"* (Laogong)
Position: in der Mitte der Handfläche.

Der Dreifache-Erwärmer-Meridian

Die äußere Route:
Von der Spitze des Ringfingers – über Handrücken und Handgelenk – an der Armaußenseite zwischen Elle und Speiche entlang – über den Ellbogen bis zur Rückseite der Schulter – am Hals entlang – um die Ohrmuschel – zum äußeren Ende der Augenbraue – dort verbindet sich der Dreifache Erwärmer mit dem Gallenblasenmeridian.

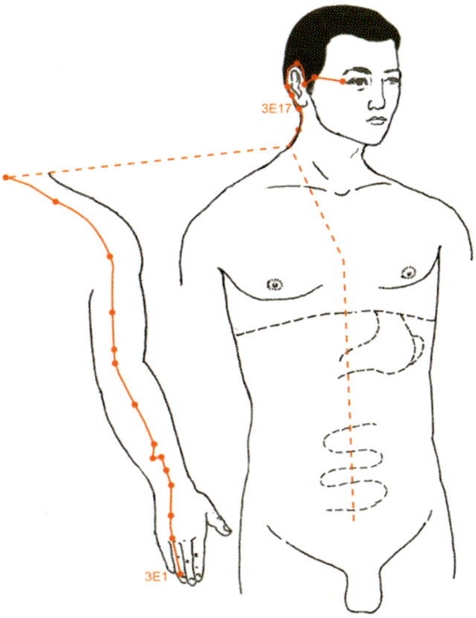

手少陽三焦經

Die innere Route:
Von der Rückseite der Schulter – unter dem Brustbein durch bis in die Brust – weiter durch Herzbeutel und Zwerchfell bis in den unteren Bauch.

Typische Beschwerden:
Geblähter Bauch, Wassereinlagerungen, Bettnässen, Beschwerden beim Wasserlassen, Ohrensausen, geschwollene und schmerzhafte Mund- und Rachenhöhle, Schwellungen der Wange, Schmerzen hinter den Ohren, Schmerzen und Sensibilitätsstörung in Achsel, Oberarm oder Ellbogen, Bewegungsstörungen im kleinen Finger oder Ringfinger usw.

Nützliche Akupunkturpunkte:
3E 1: *„Der Wasserstrom am Passtor"* (Guanchong)
Position: am äußeren Nagelwinkel des Ringfingers.
3E 17: *„Windschutz"* (Yifeng)
Position: in der Vertiefung hinter dem Ohrläppchen.

Der Gallenblasen-meridian

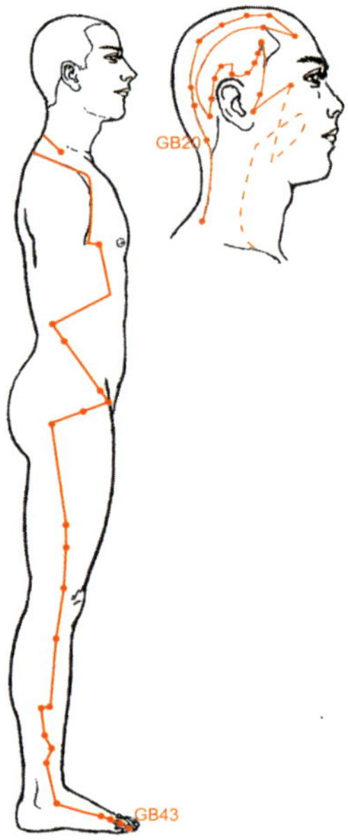

足少陽膽經

Die äußere Route:
Vom äußeren Augenwinkel im Zick-Zack über die Kopfseite – hinter das Ohr und wieder hoch zur Stirn – über den Nacken zur Schulter – entlang der unteren Rippen bis zur Hüfte – über die Außenseite von Ober- und Unterschenkel – vorbei am äußeren Knöchel – über den Rist bis zur Außenkante der 4. Zehe.
Die innere Route:
Vom äußeren Augenwinkel – über Hals und Brust – zu Leber und Gallenblase. Diese Route tritt am unteren Bauch wieder an die Oberfläche und verbindet sich an der Hüfte mit der äußeren Route.

Typische Beschwerden:
Wiederkehrendes Fieber, bitterer Geschmack im Mund, häufiges Aufstoßen, Schmerzen am äußeren Augenwinkel, Ohrensausen, Erbrechen, Migräne, Lähmungen der Beine, Schmerzen in vom Meridian durchzogenen Körperpartien usw.

Nützliche Akupunkturpunkte:
Gb 43: *„Enge des Baches"* (Xiaxi)
Position: in der Hautfalte zwischen 4. und 5. Zehe.
Gb 20: *„Teich des Windes"* (Fengchi)
Position: in einer Vertiefung am unteren Hinterkopf, zwei Cun seitlich der Mittellinie.

Der Lebermeridian

Die äußere Route:
Von der großen Zehe – über den Fußrücken – an der Innenseite von Unter- und Oberschenkel aufwärts – seitlich vorbei an den Genitalien – in den Unterbauch – zum Punkt Leber 14 unterhalb der Brustwarze.

Die innere Route:
Vom Unterbauch zu Leber und Gallenblase – nach oben durch Zwerchfell und Kehle – bis zum Auge. Der Endpunkt liegt in der Schädeldecke beim Punkt Lenkergefäß 20 (Baihui).

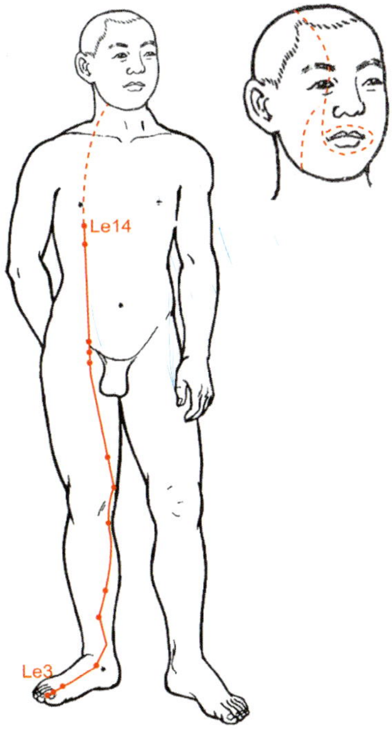

足厥陰肝經

Typische Beschwerden:
Schmerzen und Völlegefühl am Rippenbogen und auf der Brust, Erbrechen, Durchfall, Bruchschmerzen, Rückenschmerzen, Beschwerden beim Wasserlassen, Menstruationsstörungen, Schwindel, Augenflimmern, Schmerzen am Scheitel, an der Beininnenseite usw.

Nützliche Akupunkturpunkte:

Le 3: *„Der mächtige Wasserstrom“* (Taichong)
Position: 1,5 Cun nach der Verbindung von erster und zweiter Zehe knöchelwärts an der Fußoberseite.

Le 14: *„Tor der Frist“* (Qimen)
Position: im sechsten Rippenzwischenraum, direkt unter der Brustwarze.

Das Lenkergefäß (Dumai)

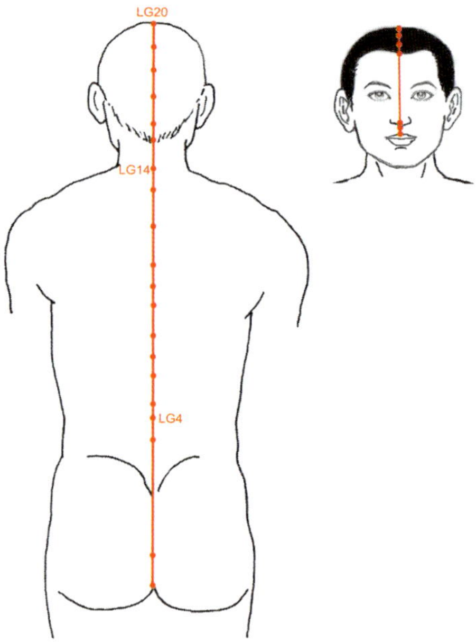

Die äußere Route:
Von der Beckenhöhle über die Spitze des Steißbeins – entlang der Wirbelsäule hoch zum Nacken – über den Scheitel zu Stirn, Nase, Oberlippe und zu den oberen Schneidezähnen.

Die innere Route:
In der Beckenhöhle entspringt eine innere Route zu den Nieren, eine weitere tritt am Damm an die Oberfläche. Eine dritte Route zieht vom Nacken bis ins Gehirn.

督 脉

Typische Beschwerden:
Rückenschmerzen, nächtlicher Samenfluss, Weißfluss, Asthma, Epilepsie, Stimmlosigkeit, Kopfschmerzen usw.

Nützliche Akupunkturpunkte:

LG 4: *„Tor des Lebens"* (Mingmen)
Position: zwischen den Dornfortsätzen von zweitem und drittem Lendenwirbel, gegenüber des Nabels.

LG 14: *„Der große Wirbel"* (Dazhui)
Position: unter dem Dornfortsatz des siebten Halswirbels.

LG 20: *„Hundertfache Zusammenkunft"* (Baihui)
Position: von den Ohrenspitzen in einer geraden Linie hoch zum Scheitel.

Das Diener- oder Konzeptionsgefäß (Renmai)

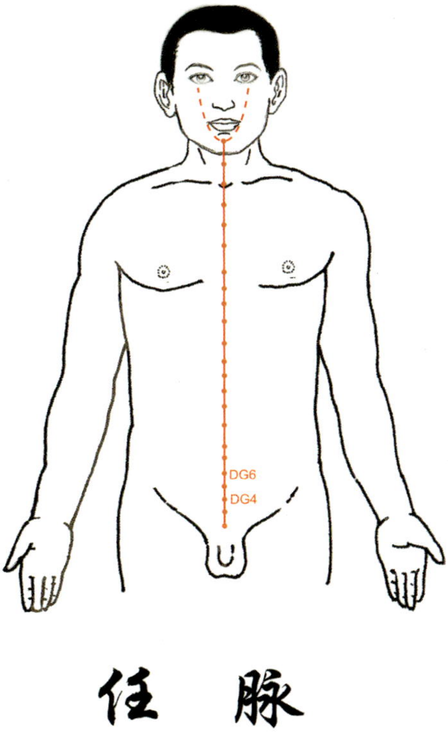

Von der Beckenhöhle – über den Damm und die äußeren Genitalien bis an die Oberfläche – über den Schambereich hoch über die Bauchmitte zu Brust und Kehle – bis zum Unterkiefer. Von dort gehen zwei Linien um die Unterlippe nach oben bis zu beiden Augen.

Typische Beschwerden:
Bettnässen, nächtlicher Samenfluss, Schmerzen im Bauch mit Völlegefühl, Magenschmerzen, Zungenlähmung usw.

Nützliche Akupunkturpunkte:

DG 1: *„Zusammenkunft des Yin"* (Huiyin)
Position: in Mitte des Damms (Perineum).

DG 4: *„Grenzanfang"* (Guanyuan)
Position: drei Cun unterhalb der Nabelmitte.

DG 6: *„Das Meer des Qi"* (Qihai)
Position: 1,5 Cun unterhalb der Nabelmitte.

Die fünf großen Schulen des Qigong

Während der Jahrtausende dauernden Entwicklung haben sich im Qigong unzählige Stilrichtungen und Varianten gebildet. So ist der gesamte Bereich, der mit dem Begriff Qigong bezeichnet wird, äußerst vielfältig. Trotzdem lassen sich fünf Richtungen unterscheiden. Diese Schulen grenzen sich in ihren theoretischen Ansätzen sowie hinsichtlich der Prinzipien und Unterrichtsmethoden voneinander ab. Jeder heute praktizierte Qigong-Stil lässt sich auf eine oder mehrere dieser Schulen zurückführen.

醫學氣功

Medizinisches Qigong

Diese Übungen zielen besonders auf die Gesundheit. Daher dienen sie einerseits der Vorbeugung von Krankheiten, andererseits werden sie dort eingesetzt, wo eine Krankheit bereits begonnen hat, die Gesundheit zu verdrängen. Im klassischen Buch der Chinesischen Medizin – dem „Testament des gelben Kaisers" – wird Qigong als Heilmethode genannt. Es ist daher nicht überraschend, dass medizinisches Qigong in seinen wesentlichen Prinzipien und Theorien (wie z. B. Yin und Yang, der Lehre von den fünf Elementen, dem Wissen um die Meridiane) mit der TCM übereinstimmt. Durch die Konzentration auf bestimmte Akupunkturpunkte oder den Verlauf von Qi im Körper werden gezielt Organe gestärkt oder Blockaden entlang der Meridiane gelöst.

Qigong der Kampfkunst

Diese Übungen sind auf den Zweikampf ausgerichtet – sie dienen der Vorbereitung auf diese Situation. Daher geht es hier zunächst um den

Erwerb einer stabilen Gesundheit sowie einer guten körperlichen Verfassung. Darauf aufbauend werden mithilfe der Vorstellungskraft (Yi) besondere Fähigkeiten erworben, um in einer Zweikampfsituation bestehen zu können: Beweglichkeit, Koordination und Gleichgewicht, reflexartiges Handeln sowie die Entwicklung einer sich explosionsartig entfaltenden Kraft.

Daoistisches Qigong

Diese Qigong-Art hat sich im engen Verbund mit der Lehre des Daoismus entwickelt. Im Daoismus kennt man drei wesentliche Qualitäten, die das Leben bestimmen: Essenz (Jing), Energie (Qi) und Geist (Shen) – auch als drei Schätze bekannt. Für die Entwicklung und Entfaltung des Lebens ist das rechte Verhältnis von Jing, Qi und Shen zueinander von großer Bedeutung. Die entsprechende Lehre dazu bezeichnet man auch als innere Alchemie. Eine umfangreiche Theorie bemüht sich, das daoistische Qigong praktisch umsetzbar zu machen.

Buddhistisches Qigong

Die bekannte Meditationsform „Zen“ geht auf eine weniger bekannte Meditationsschule namens Chan zurück, die buddhistischen Ursprungs ist. Chan legt besonderen Wert auf die Kontrolle und die Leere des Geistes. Das buddhistische Qigong greift die Lehre von Chan auf und orientiert sich im Übungsprozess daran. Geübt wird hauptsächlich im Sitzen.

Konfuzianisches Qigong

Diese Qigong-Richtung hat die Lehre des Kong Tse (Konfuzius) zum Vorbild. Im Übungsprozess nimmt das Herz als grundlegendes Prinzip eine besondere Bedeutung ein. Große Aufmerksamkeit wird der Entwicklung eines guten Charakters und speziellen Tugendübungen gewidmet. Mit den Übungen sind eine Reihe ethischer Vorschriften verbunden.

Die zwei großen Übungswege: Ruhe und Bewegung

Im Qigong gibt es unzählige Stile und Übungen – aber nur zwei große Übungswege: den Weg der Ruhe und den Weg der Bewegung. Alle Qigong-Übungen lassen sich einem davon zuordnen.
Den Weg der Ruhe bezeichnet man als stilles oder unbewegtes Qigong (Jinggong). Dazu gehören alle Übungen, die in äußerer Ruhe und ohne ersichtliche Körperbewegung ausgeführt werden. Zum Weg der Bewegung zählen alle Übungen des bewegten Qigong (Donggong). Hier ist die Bewegung des Körpers die zentrale Übungsmethode.
Bewegtes und unbewegtes Qigong stehen einander nicht starr und unverbunden gegenüber. Im Weg der Ruhe gibt es Bewegungsanteile, im Weg der Bewegung sind ruhige Elemente enthalten. Durch die gegenseitige Bezugnahme zeichnet sich der jeweilige Übungsweg aus: in der Ruhe lässt sich Bewegung, in der Bewegung auch Ruhe finden. Wie in der Theorie von Yin und Yang enthält jeder der beiden Wege einen Teil seines Gegenpols. Die beiden Übungswege unterstützen und ergänzen sich gegenseitig, gleichzeitig besteht auch jede einzelne Qigong-Übung aus Ruhe und Bewegung. Manchmal liegt die Betonung auf der Ruhe, manchmal auf der Bewegung.

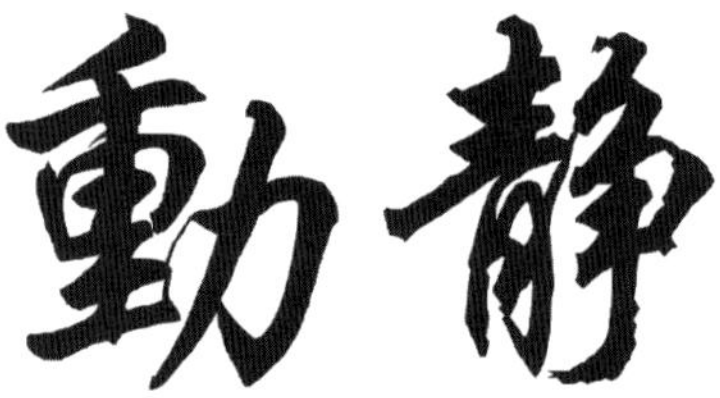

Bewegte Ruhe – Ruhige Bewegung

Übungen der Ruhe haben einen betont meditativen Charakter. Die Konzentration wird auf Vorgänge im Inneren des Körpers gelenkt. Mit einiger Übungspraxis wird man hier jedoch viele Bewegungen entdecken. Gerade weil der Körper äußerlich ruhig ist, kann innere Bewegung wahrgenommen werden.

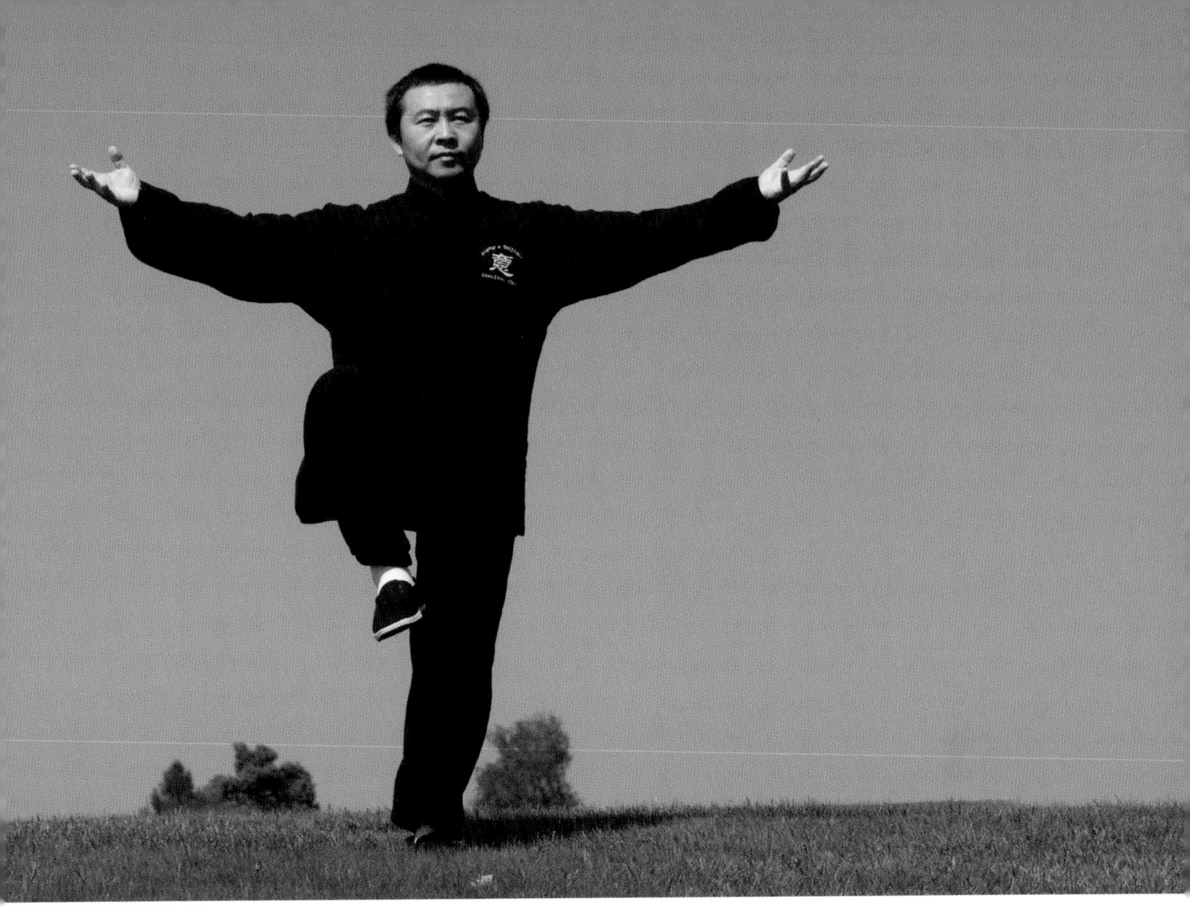

Übungen der Bewegung hingegen sind dynamischer und kraftvoller. Die Bewegungen sind von außen sichtbar und können sehr imposant sein oder sogar einen kämpferischen Eindruck hinterlassen. Ein starker Einfluss ist vom bewegten Qigong auf die sogenannten inneren Kampfkünste (Taijiquan, Xingjiquan und Baquazhan) ausgegangen. So spektakulär eine Bewegung auch aussehen mag – solange sie nicht aus Ruhe und Konzentration entsteht, mangelt es ihr an der spezifischen Qualität, die der Bewegung erst Ausdruck, Stärke und Geschmeidigkeit verleiht. Eine solche Bewegung wird im Chinesischen als ‚leer' bezeichnet und ist als Qigong-Übung von nur geringem Wert.
Obwohl jeder der beiden Übungswege bereits Aspekte seines Gegenpols in sich trägt, empfiehlt es sich aus Gründen der Ganzheitlichkeit, beide Wege zu gehen. Erst auf diese Weise können sich Ruhe und Bewegung zusätzlich ergänzen. Im Allgemeinen liegt der Vorteil der Bewegungsübungen darin, dass sie für die Verteilung von Qi im Körper sorgen, während die Ruheübungen dem Aufbau von Qi dienen.

Die vier Übungsarten im Qigong

Wie bereits erwähnt, lässt sich Qigong auf unterschiedliche Art üben: im Stehen, Sitzen, Liegen und sogar im Gehen. Dadurch können einzelne Übungen den individuellen Bedürfnissen angepasst werden. Je nach Übungsart gibt es Besonderheiten in der Ausführung und spezielle Aspekte, die jeweils betont werden.
Genaugenommen beschäftigen sich Qigong-Übungen mit nichts anderem als dem, was man ohnehin täglich tut: stehen, sitzen, liegen, gehen. Der entscheidende Punkt ist allerdings, dass diese Tätigkeiten im Alltag nebenbei erfolgen. Sie erscheinen uns viel zu selbstverständlich, viel zu gering, als dass wir ihnen besondere Aufmerksamkeit schenken würden. Genau dies geschieht aber im Qigong.

Dem Übenden offenbart sich schnell, dass es sich beim richtigen Stehen, Sitzen, Liegen und Gehen tatsächlich um eine Kunst handelt, die man nur in kleinen Schritten und mit beharrlichem Übungseifer erlernen kann. Dann allerdings hat man den Schlüssel zur Hand, Geist und Körper zu transformieren und wahre Gesundheit zu erlangen.
Die jeweiligen Übungen werden in China als die vier Tugenden bezeichnet: stehen wie ein Baum, sitzen wie eine Glocke, gehen wie der Wind und liegen wie ein Bogen.

Übungen im Stehen (Zhangong)

Übungen im Stehen sind sehr vielfältig, sie finden sich sowohl im Übungsweg der Ruhe, als auch in jenem der Bewegung. Der Halteapparat mit seinen Knochen, Muskeln und Sehnen wird hier besonders geschult. Auch das Kreislaufsystem und die Funktionen der inneren Organe werden aktiviert.
Übungen im Stehen, die zum Weg der Ruhe gezählt werden, haben einen meditativen Charakter. Diese Übungen lassen sich unter der Bezeichnung Stehen-wie-ein-Baum-Übungen (Zhanzhuanggong) zusammenfassen. Sie sind – auch wenn das für den Laien nicht leicht nachvollziehbar ist – Grundübungen der Kampfkunst.

Übungen im Sitzen (Zuogong)

Diese Übungen sind weniger anstrengend als jene im Stehen. Wer krank oder geschwächt ist, übt besser im Sitzen, damit die allgemeine Konstitution verbessert wird. Viele bewegte Übungen, die normalerweise im Stehen ausgeführt werden, lassen sich mit kleinen Abwandlungen auch im Sitzen üben. Grundsätzlich gehören diese Übungen zum Weg der Ruhe. Für das stille Qigong ist Sitzen die Grundposition, insbesondere für meditative Praktiken. Auch daoistische und buddhistische Meditationen werden meist im Sitzen durchgeführt.

Übungen im Gehen (Xinggong)

Diese Übungen werden dem Weg der Bewegung zugeordnet. In Kombination mit Arm- oder Ganzkörperbewegungen stellen sie die anspruchsvollste Übungsform zur Schulung von Bewegungsapparat und Gleichgewichtssinn dar. Je nach Schnelligkeit und Festigkeit des Schrittes, kann bei den Übungen im Gehen auch große Dynamik und Kraft entwickelt werden. Gehübungen lassen sich aber nicht nur schnell und kraftvoll, sondern auch langsam, achtsam und meditativ ausführen. Sie können daher in der Erholungsphase nach einer Krankheit, wenn das Gehen noch schwer fällt, von besonderer Bedeutung sein. Behutsam und aufmerksam ausgeführte Gehübungen können älteren Menschen mit unsicherem Schritt dabei helfen, wieder Kraft in den Beinen und neue Sicherheit im Gehen zu erlangen. Zusätzlich werden durch die besondere Art des Gehens jene sechs Meridiane angeregt, die durch die Beine fließen. Dadurch wird die Gesundheit im Allgemeinen positiv beeinflusst.

Übungen im Liegen (Wuogong)

Diese Übungsform bietet sich vor allem für kranke und stark geschwächte Menschen an. Bei den Übungen im Liegen kann man sich besonders gut entspannen. Das geht so weit, dass man vielleicht aufpassen muss, beim Üben nicht einzuschlafen. Andererseits sind diese Übungen besonders bei Schlafstörungen empfehlenswert. In diesem Fall wird direkt vor dem Einschlafen geübt.

Die drei grundlegenden Methoden: Körperhaltung, Atmung, Vorstellungskraft

Auch wenn die fünf großen Schulen des Qigong sich in Theorie, Praxis und diversen Schwerpunkten voneinander unterscheiden, haben sie ein gemeinsames Ziel: die Bewegung von Qi im Körper zu ermöglichen, zu fördern und zu kultivieren.

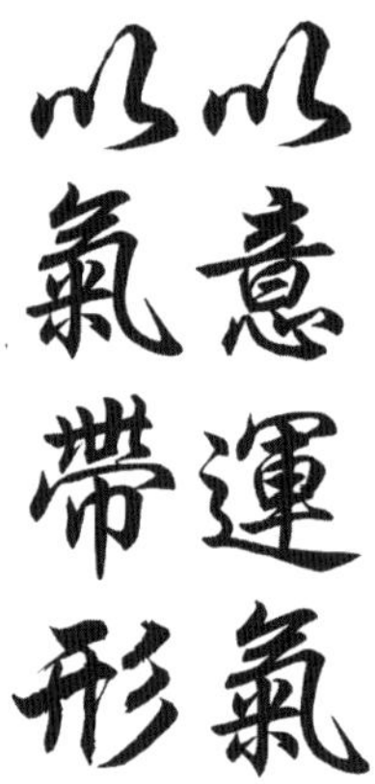

Wie bereits erwähnt, ist Qi mit einer sprudelnden Lebensquelle vergleichbar. Wo sie versiegt, erlischt das Leben. Daher zielen alle Anstrengungen darauf ab, das Qi möglichst im Fluss zu halten. Je besser das Netzwerk der Meridiane entwickelt ist, je durchlässiger es für den Fluss von Qi ist und je weiter Qi bis in die feinsten Stellen der Meridiane vordringen kann, desto gesünder ist ein Mensch. Wo Qi hingegen stagniert, wo sein Fluss gehindert wird oder ganz erlischt, nimmt das Leben Schaden. Wo vorher Gesundheit war, kann nun Krankheit entstehen.

Es ist ein erklärtes Ziel von Qigong, den Menschen gesund zu erhalten oder ihn wieder zur Gesundheit und somit in die Harmonie seiner Lebenskräfte zu führen. Die drei grundlegenden Methoden, das Qi in Bewegung zu halten, finden sich trotz aller Unterschiede in jeder der verschiedenen Schulen. Um Qi zu bewegen, nützt man die Vorstellung, Atmung und Körperhaltung.

1. Die Arbeit mit der Vorstellungskraft (Tiao Shen)

Kennen Sie die Geschichte von dem Lausbuben und der Blaskapelle? In einem Ort soll das neue Schwimmbad mit einer festlichen Eröffnung eingeweiht werden. Viele Menschen sind gekommen, um bei dem Ereignis dabei zu sein, darunter auch unser Lausbub, der in der ersten Reihe steht. Man wartet auf die Rede des Bürgermeisters, doch zuvor

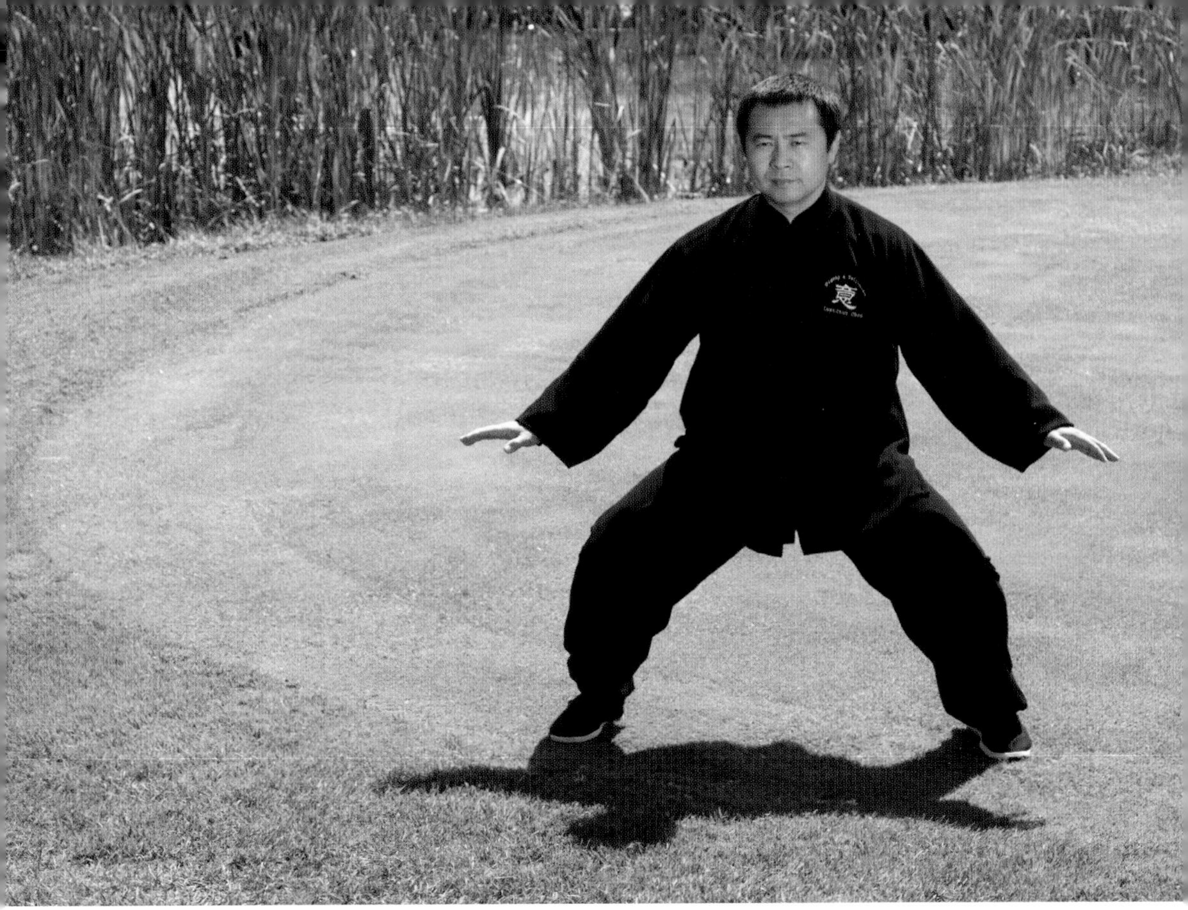

soll noch die Blaskapelle aufspielen. Der Dirigent wirft sich stolz in Pose und gibt seinen Bläsern ein Zeichen. Diese nehmen Haltung an, füllen ihre Lungen mit Luft – da tritt unser Lausbub vor, zieht eine aufgeschnittene Zitrone aus seiner Hosentasche und beißt herzhaft hinein. Jedem, der das gesehen hat, zieht sich sofort der Mund zusammen – und die armen Bläser bringen keinen Ton mehr aus ihren Instrumenten ...

Was hat diese Geschichte mit Qigong zu tun?
Sie liefert ein anschauliches Beispiel für die ungeheure Kraft der Vorstellung – und genau diese wird im Qigong gezielt eingesetzt.
Auch der Lausbub in unserer Geschichte war sich dieser Kraft bewusst und hat clever mit ihr gespielt, damit sein Streich gelingt. Nicht der eigene Biss in eine Zitrone hat die körperliche Reaktion der Zuseher verursacht, sondern allein der Gedanke daran. Vorstellungen sind sehr mächtig und ihre Auswirkungen auf die physiologischen Vorgänge in unserem Körper dürfen nicht unterschätzt werden.

Eingangs wurde bereits erwähnt, dass sich Qigong durch die bewusste Verbindung von Körper und Geist von rein sportlichen Übungen unterscheidet. Diese Verbindung entsteht über die Arbeit mit der Vorstellungskraft.

Wie innen, so außen

Visualisierungen sind das Bindeglied zwischen Körper und Geist. Es sind mentale, geistige Aktivitäten, die sich im wahrsten Sinne des Wortes ver*körpern*. Diese Verkörperungen gedanklicher Muster werden oft in der Körpersprache sichtbar: glanzlose Augen oder die verspannte, in sich gekrümmte Gestalt eines schwer depressiven Menschen etwa drückt über den Körper aus, mit welchem Gewicht die unglücklichen und scheinbar ausweglosen Gedanken auf diesem Menschen lasten.
Es ist leider undenkbar, dass Depressive erhobenen Hauptes und mit lockerem Schritt umher gehen. Was uns innen bewegt, lässt sich außen nicht verbergen. Das gilt im guten wie im schlechten Sinne und wirkt in beide Richtungen: So wie sich der Geist auf den Körper auswirkt, beeinflusst auch der Körper die Aktivität des Geistes. Dies ist in der TCM von alters her ein bekannter Zusammenhang.

Die vorbeugende und therapeutische Bedeutung von Qigong hängt damit zusammen, dass die Übungen an *beiden* Seiten dieses Beziehungsverhältnisses *gleichzeitig* ansetzen. Die seelischen und geistigen Inhalte (Shen) eines Menschen werden durch die entsprechende Qualität seiner Vorstellungen (Yi) genährt und ausgerichtet. In dieser Form wirkt Shen auf die Körperwelt (Xing) des Menschen, auf seine Haltung, die Kraft seiner Organe und die physiologischen Funktionen.
Wenn die Vorstellungen positiv, stärkend und aufbauend sind, wird Shen – die seelisch-geistige Gedankenwelt – sicher, mächtig und selbstbewusst. Die Kraft von Shen wird Xing – den Körper – sichtbar aufblühen lassen. Ist Yi – die Vorstellung – dagegen negativ und zerstörerisch, verkümmert auch der Geist – und mit ihm der Körper.

Wirkung in zwei Richtungen

Der andere Weg nimmt die entgegengesetzte Richtung: Der Körper wirkt auf den Geist ein. Dies geschieht wiederum durch die Vorstellungskraft, die nicht nur zwischen Körper und Geist vermittelt, sondern auch die Qualität dieser Vermittlung bestimmt.
Im Qigong wird stets mit Visualisierungen gearbeitet, die den Menschen beruhigen und stärken. Damit wird der Weg der Gesundheit beschritten. Über unterschiedliche Bilder – etwa einen Baum zu umarmen, einen Berg zu schieben oder sich wie ein Tiger auf seine Beute zu stürzen – wird der Körper zu entsprechenden Haltungen und Bewegungen veranlasst, die wiederum ideale geistig-seelische Haltungen unterstützen.

Mit der Kraft der Vorstellung

Die Vorstellungsarbeit ist eine entscheidende Funktion im Qigong-Übungsprozess. Werden die Übungen mithilfe der Vorstellungskraft konzentriert, achtsam und in täglicher Regelmäßigkeit ausgeführt, werden Körper und Geist mit großer Sicherheit einem grundlegenden Wandlungsprozess unterzogen.
Wer Qigong übt, sammelt neue Erfahrungen, die heilsam wirken. Joachim Bauer hat in seinem eindrucksvollen Buch „Das Gedächtnis des Körpers" gezeigt, dass die menschlichen Gene – die Träger der Erbinformationen – in ihrer Aktivität beeinflussbar sind. Dies geschieht durch individuelle Erfahrungen, Beziehungsstrukturen oder den jeweiligen Lebensstil und ist für die Körperfunktionen von entscheidender Bedeutung. Setzt man bei dieser Ausführung von Bauer an, wird deutlich, dass sich gerade durch Qigong die Genaktivität positiv beeinflussen lässt.
Qigong-Übungen verhelfen dem Übenden zu neuen, heilsamen Erfahrungen auf körperlicher und geistig-seelischer Ebene. Sie verändern die Art der Beziehung zu sich selbst und zu anderen. Um optimal zu wirken, sollte jedoch regelmäßig und geduldig Tag für Tag geübt werden. Dadurch entsteht automatisch ein neuer Lebensstil, der wiederum den Weg der Gesundheit unterstützt.

Der Geist in Ruhe

Um im Qigong mit der Vorstellungskraft arbeiten zu können, muss man zuerst seinen Geist zur Ruhe bringen. Das geht am besten aufrecht und entspannt auf einem Stuhl, ohne sich anzulehnen:
Verwenden Sie den vorderen Teil der Sitzfläche und kippen Sie Ihr Becken ein wenig vor und zurück. Auf diese Weise spüren Sie zwei Knochen im Becken, die auf die Sitzfläche drücken. Das sind die sogenannten Sitzbeinhöcker. Versuchen Sie, auf diesen zu sitzen und den Oberkörper entspannt aufzurichten. Wenn das zu anstrengend ist, können Sie sich auch anlehnen. Bleiben Sie aber trotzdem entspannt und aufgerichtet. Schließen Sie die Augen und versuchen Sie, für eine Minute alle Gedanken auszublenden. Gönnen Sie Ihrem Geist einfach eine kleine Pause. Lassen Sie alle Gedanken ziehen und denken Sie einmal gar nichts. Nur eine einzige Minute lang. Versuchen Sie es ...

Haben Sie bemerkt, wie schwierig es ist, das ständige Stimmengewirr der Gedanken auch nur für eine Minute auszuschalten?
Die höchste Stufe im Qigong ist erreicht, wenn der Zustand der Gedankenleere gelingt. Aber wichtiger als das Erreichen dieses fernen Ziels ist der Weg dorthin. Durch geduldiges und kontinuierliches Üben wird der Gedankenflut immer weniger Aufmerksamkeit gewidmet und das Loslassen fällt leichter. Statt sich von tausend Gedanken verwirren zu lassen, versucht man, sich auf einen einzigen zu konzentrieren. Auf diese Weise entsteht Ruhe und damit die optimale Bedingung für die Arbeit mit der Vorstellungskraft.
Das Eintreten in die Ruhe schafft die Basis für die Wirksamkeit der folgenden Übungen. Gerade deshalb darf man diese Ruhe aber keinesfalls mit einem schläfrigen oder desinteressierten Zustand verwechseln. Die Ruhe, aus der Qigong geübt wird, ist wachsam, konzentriert, voller Leben und Achtsamkeit. Sie wirkt entspannend auf das zentrale Nervensystem.
Aber keine Sorge: Sie müssen nicht erst die Fähigkeit zum idealen Ruhezustand erworben haben, bevor Sie mit dem Üben beginnen können. Außerdem sind solche Beschreibungen immer relativ zu verstehen. Die Qualität des Ruhezustands ist von Mensch zu Mensch

verschieden. Es genügt, die individuell bestmögliche Ruhe zu erreichen. Mit der Zeit verbessert sich diese Fähigkeit automatisch.
Aus der Ruhe lässt sich konzentrierter und sicherer mit der Vorstellung umgehen. Dabei unterscheidet man die Arbeit mit der Vorstellungskraft danach, ob sie sich auf äußere oder innere Objekte richtet und ob sie sich auf ein stilles oder bewegtes Objekt bezieht.

Objekte der Vorstellung:

Äußere Objekte können Gegenstände sein, die tatsächlich existieren wie z. B. die Sonne, der Mond, die Sterne, ein Berg, Fluss oder Meer, Blumen oder Bäume. Man kann jedoch auch Vorstellungsbilder wählen, die der Phantasie entspringen: Man sitzt z. B. auf einer Wolke oder ist von gigantischer Größe und überragt sogar den Himalaja.
Innere Objekte liegen im eigenen Körper. Man lenkt die Aufmerksamkeit etwa auf einen bestimmten Akupunkturpunkt (Shou Qiao) oder konzentriert sie auf eine Leitbahn (Shou Mai). Es ist auch möglich, die Atmung (Shou Xi) als inneres Objekt der Vorstellung zu wählen.

Äußere Objekte in Ruhe sind etwa ein Berg oder ein Baum.
Äußere Objekte in Bewegung sind z. B. ein Fluss, Wind oder Feuer.
Innere Objekte in Ruhe sind etwa Akupunkturpunkte oder Meridiane.
Innere Objekte in Bewegung sind z. B. Blut, Qi oder Atem.

Die Unterscheidung in Ruhe und Bewegung ist relativ zu verstehen: Ein Baum ist ein äußeres Objekt in Ruhe, denn er ist fest verwurzelt und läuft nicht weg. Verglichen mit einem Felsbrocken kann man ihn allerdings auch als äußeres Objekt in Bewegung sehen, denn der Baum wächst und seine Blätter und Äste bewegen sich im Wind.

2. Die Arbeit mit der Atmung (Tiao Xi)

Der Fluss des Atems und der Fluss des Qi sind untrennbar miteinander verbunden. Eine tiefe und mühelose Atmung unterstützt und begünstigt die Zirkulation von Qi im Körper. Dieser Zusammenhang ist gar nicht so fremd, wie er vielleicht scheint.
Aus der Sicht westlicher Medizin versorgt eine gut funktionierende Atmung den Körper mit Sauerstoff (O_2) und entsorgt über die Ausatmung das durch den Stoffwechsel entstandene Kohlendioxyd (CO_2). Auf diesem Weg findet über die Atmung zugleich eine Regulierung des Säure-Basen-Haushalts im Körper statt. An diesem Vorgang ist jede einzelne Körperzelle beteiligt.
Für den Transport von Sauerstoff (O_2) zu den Zellen und von ihnen weg (CO_2) ist das Blut zuständig. Es dringt bis in die entlegensten Regionen unseres Körpers vor, um diese Aufgabe zu bewerkstelligen. Genau hier schließt sich der Kreis zwischen den unterschiedlichen, aber einander nicht ausschließenden Erklärungsansätzen westlicher und östlicher Medizin. Blut (Xue) und Qi werden in der TCM in sehr engem Zusammenhang gesehen. Der Fluss, die Bewegung und Verbreitung von Blut und Qi im Körper sind nach chinesischem Verständnis nicht voneinander zu trennen.

Ganz einfach atmen?

Was die Atemarbeit im Qigong betrifft: Am effektivsten ist der Atem, wenn man ihn gar nicht beachtet. Das mag überraschend klingen, da der Umgang mit dem Atem als eine der Hauptmethoden im Qigong gilt. Vielleicht haben Sie an dieser Stelle auf die Beschreibung komplizierter und ausgefeilter Atemtechniken gewartet. Es gibt auch im Qigong solche Übungen und sie sind nicht einfach auszuführen – wie etwa die umgekehrte Bauchatmung.
Ein anderer Zugang zur bewussten Atmung entsteht durch meditative Ruheübungen, die durch die Konzentration auf den Atem in einen Zustand geistiger Ruhe führen. Aber solche Methoden spielen bei weitem nicht dieselbe Rolle wie der Atemfluss, der sich wie von selbst ergibt, wenn nicht über ihn nachgedacht oder er manipuliert wird.

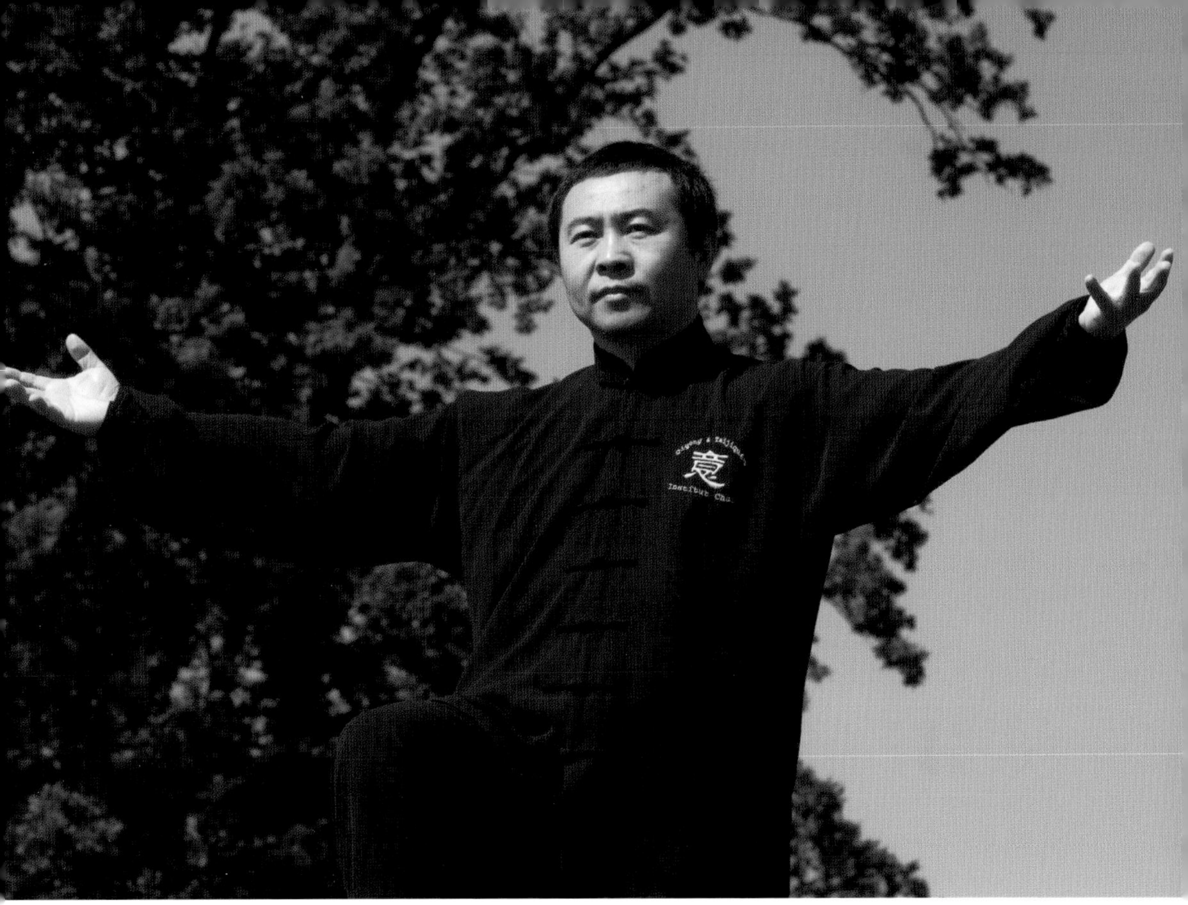

Im Qigong geht es um die besondere Qualität der Entspannung und die hat nie ein völliges Aufgeben der Körperstruktur zum Ziel. Das Vermeiden jeglicher Anspannung ist nicht erwünscht, da ein bestimmter Grad an Muskelarbeit stets nötig ist, um die innere und äußere Struktur des Körpers aufrecht zu erhalten. Ein völliger Verzicht auf diese minimale Anspannung würde im Qigong nicht als Entspannung im positiven Sinne eingestuft werden. Man würde in diesem Fall eher von Schlaffheit sprechen, die sich von wirklicher Entspannung grundsätzlich unterscheidet.

Das Ziel: aktive Entspannung

Entspannung bedeutet im Qigong die maximale Auflösung jeglicher Anspannung auf unterschiedlichen Ebenen wie etwa der Muskulatur, dem Nervensystem oder dem geistig-psychischen Bereich. Gleichzeitig bleibt eine minimale Anspannung aufrecht – gerade intensiv

genug, um den Körper in seiner Struktur sowie die Sinne wach und reaktionsbereit zu halten. Deshalb ist es treffender, im Hinblick auf Qigong von *aktiver Entspannung* zu sprechen. Diese Art der Entspannung wird im Chinesischen mit dem Begriff ‚Song' bezeichnet.
Die Atmung selbst ist nichts anderes als das Ergebnis einer andauernden Muskeltätigkeit. Für das Einatmen sind beim Gesunden die äußeren Zwischenrippenmuskeln sowie das Zwerchfell zuständig. Die Ausatmung erfolgt durch das Entspannen der Atemmuskulatur und kann unter Belastung von den inneren Zwischenrippenmuskeln sowie den Bauchmuskeln unterstützt werden. Dies ist ein natürlicher Prozess, der selbständig abläuft.
Je verspannter jedoch ein Körper ist, desto schwerer fällt es der betreffenden Person, so entspannt und selbstverständlich zu atmen, dass dem Atemvorgang tatsächlich keine Beachtung geschenkt werden muss.
Ein Großteil der typischen Verspannungen sitzt im Oberkörper. Diese können den Fluss unserer Atmung negativ beeinflussen. Weil wir uns jedoch an diese Verspannungen bereits gewöhnt haben, nehmen wir sie – solange die Gesundheit noch keinen Schaden genommen hat – als selbstverständlich hin. Die für die Atmung benötigte Kraftanstrengung wird gar nicht bemerkt, das Körpergefühl als ‚normal' akzeptiert und die Atemtätigkeit eben entsprechend angepasst.

Sind die Übungen schuld?

Wenn man sich mit Qigong beschäftigt – sei es mit Übungen in Ruhe oder in Bewegung – wird man schnell mit den Fehlfunktionen des eigenen Körpers in Kontakt kommen. Dazu zählen auch die bereits normal gewordenen Verspannungen. Wenn nun allerdings die Atmung ins Bewusstsein rückt, wird das Problem deutlich: auf einmal fällt es gar nicht so leicht, einfach nur zu atmen. Die Aufmerksamkeit bringt zutage, dass die Atmung nicht rund läuft. Dieses Problem lässt sich leicht ‚lösen', indem man die Übungen vorschnell für ‚nicht gesund' hält.
Gewonnen hat man damit allerdings nichts, denn tatsächlich verhält es sich genau andersherum: Die Übungen verschlechtern nicht die Atemfunktion, sondern sie weisen auf bereits bestehende Probleme hin, die bislang nur erfolgreich verdrängt worden sind. Ebenso wie mit

anderen Verspannungen konfrontieren uns Qigong-Übungen auch mit einer verkrampften Atmung.
Es ist Teil des Übungsprozesses, diese Verspannungen allmählich zu lösen und auch die Atmung mit der Zeit so zu regulieren, dass sie wieder entspannt und frei abläuft. Aus diesem Grund ist die Atmung, um die man sich gar nicht weiter kümmert, die wichtigste Atemform im Qigong und selbst ein Weg zur Gesundheit. Je näher man dieser Form kommt, desto leichter kann man die vier *Prinzipien des Atmens* umsetzen, um die es im Qigong geht.

Die vier Atemprinzipien

Der ideale Atem hat folgende Qualitäten:

tief:
Nicht oberflächlich hecheln, sondern tief und langsam in den Körper atmen. Dazu muss der Körper entspannt sein, damit sich das Zwerchfell weit nach unten ausdehnen kann.

dünn:
Nicht mit einem kurzen, hastigen Atemzug große Luftmassen einsaugen, sondern langsam und gleichmäßig einatmen. Auf diese Weise strömt entspannt ein feiner Luftstrom in den Körper.

gleichmäßig:
Jedes einzelne Ein- und Ausatmen für sich sollte ruhig und gleichmäßig fließen. Zusätzlich soll auch der wiederkehrende Rhythmus des Atemstroms gleichmäßig sein.

lang:
Der Atem sollte beim Qigong-Üben länger und ruhiger fließen als unter normalen Umständen.

Diese vier Prinzipien ergänzen einander und beschreiben eine Atemtechnik aus unterschiedlichen Perspektiven. Beherrscht man eines dieser Prinzipien nicht, so beherrscht man keines. Beherrscht man eines, so beherrscht man alle.

3. Die Arbeit an der Körperhaltung (Tiao Xing)

Neben der Vorstellungskraft und der Atmung ist die Körperhaltung die dritte Hauptmethode im Qigong.
Atmung und Körperhaltung sind eng miteinander verbunden. Der Grad an Ver- oder Entspannung eines Körpers drückt sich immer auch in dessen Haltung aus – oder wird von dieser verursacht.
Oft ist ein Mensch mit starken Verspannungen schon an seiner Körperhaltung zu erkennen, sie scheint aus dem Lot geraten zu sein. Neben diesen auffälligen Formen von Verspannungen gibt es aber auch subtilere, die äußerlich weniger sichtbar sind – in diesem Fall ist tieferliegendes Muskel- oder Organgewebe betroffen. Vermutlich kommen jedoch meist beide Verspannungs-Phänomene gemeinsam vor. Eine Auswirkung auf die Atmung besteht jedoch in jedem Fall. Aus diesem Grund wird im Qigong großer Wert auf die richtige Körperhaltung gelegt. Sie ist eine entscheidende Voraussetzung dafür, die Atemfunktion zu verbessern und in den Zustand der aktiven Entspannung (Song) zu gelangen.
Die Körperarbeit im Qigong zielt darauf ab, die Körperstruktur so auszurichten, dass eine maximale Entspannung bei gleichzeitiger körperlicher und geistiger Präsenz sowie Handlungsbereitschaft erreicht wird. Zu diesem Zweck werden die unterschiedlichen Bereiche, die für den Aufbau der Körperstruktur besonders relevant sind, sehr genau beobachtet und einer ständigen Korrektur unterzogen. Im Praxisteil dieses Buches wird davon noch die Rede sein.

Die Ökonomie der Muskulatur

Das Ziel ist es, den Körper ins Lot zu bringen. Dazu wird er strukturell in Harmonie mit der Erdanziehungskraft gebracht. Eine entsprechende Haltung richtet den Körper so auf, dass er nicht unnötig mit Muskelkraft gegen die Erdanziehung arbeiten muss. Im Idealfall sind nur diejenigen Muskeln bzw. Muskelgruppen aktiv, die für eine gewählte Ruheposition zuständig sind. Bei Übungen in Bewegung wird die zusätzlich benötigte Muskulatur so sparsam wie möglich eingesetzt.

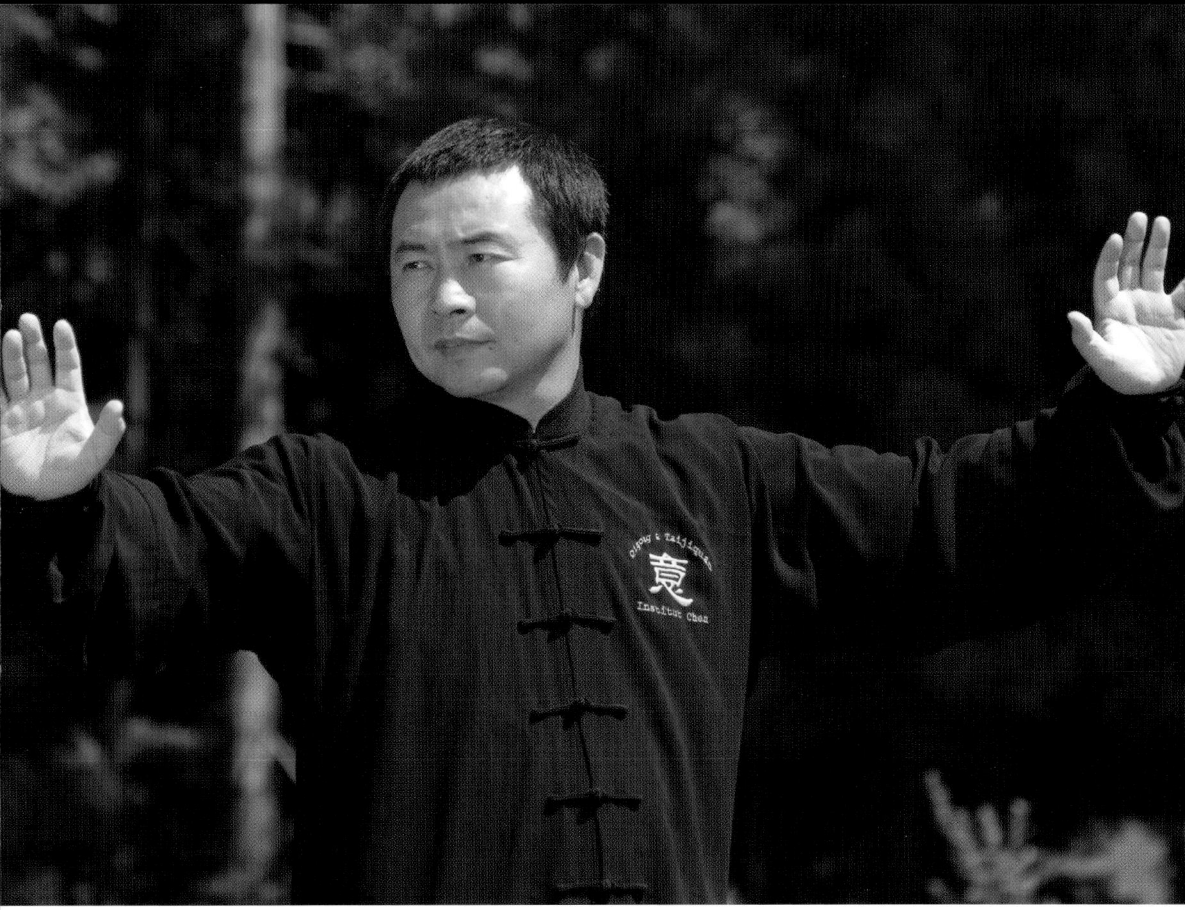

Jede Abweichung von diesem Ideal bedeutet, dass Muskulatur arbeitet, die gar nicht für die Aufrichtung des Körpers zuständig ist. Sie muss jedoch herangezogen werden, um die Abweichungen von der idealen Position auszugleichen. Es ist wie bei einem fein ausbalancierten Mobile, dessen unterschiedliche Anteile sich in einem wohlgeordneten Gleichgewicht befinden. Wird das Gewicht an einer einzigen Stelle verändert, hat dies Auswirkungen auf das gesamte Mobile. Die feine Balance bricht zusammen und zusätzlicher Aufwand wird nötig, wenn das Mobile unter den neuen Bedingungen wieder ins Gleichgewicht kommen soll. Ähnliches passiert im menschlichen Körper, wenn er von seiner Idealposition abweicht und zusätzliche Muskulatur ins Spiel kommt. Diese baut Spannung auf, aus der wiederum Verspannung entstehen kann.

Durch unser tägliches Verhalten und unsere täglichen Belastungen sind die meisten von uns diesem Phänomen ausgesetzt. Die Qigong-Körperarbeit ist eine ideale Methode, um hier gegenzusteuern und

dem Körper wieder zu seiner ursprünglichen Ausrichtung zu verhelfen und ihn wieder ins Lot zu bringen.
Zu diesem Zweck sind besonders die Übungen in Ruhe von Bedeutung – darunter vor allem die Stehen-wie-ein-Baum-Übungen (Zhanzhuanggong). Mithilfe dieser Positionen, die über eine bestimmte Zeitspanne hinweg in äußerer Bewegungslosigkeit gehalten werden, entwickelt der Übende ein tiefes Wissen um seinen Körper und dessen Struktur. Durch äußere Anweisungen könnte ein ähnlich tiefes Verständnis vom eigenen Körper und seiner Haltung nur schwer vermittelt werden.

Innenschau ermöglicht Veränderung

Durch die eigene Übungsanstrengung wird eine strukturelle Korrektur erreicht, die den Körper nicht nur allmählich ins Lot bringt, sondern auch ein Körperbewusstsein und -gedächtnis erarbeitet. Dies ist die Basis für tiefgreifende Veränderungen.

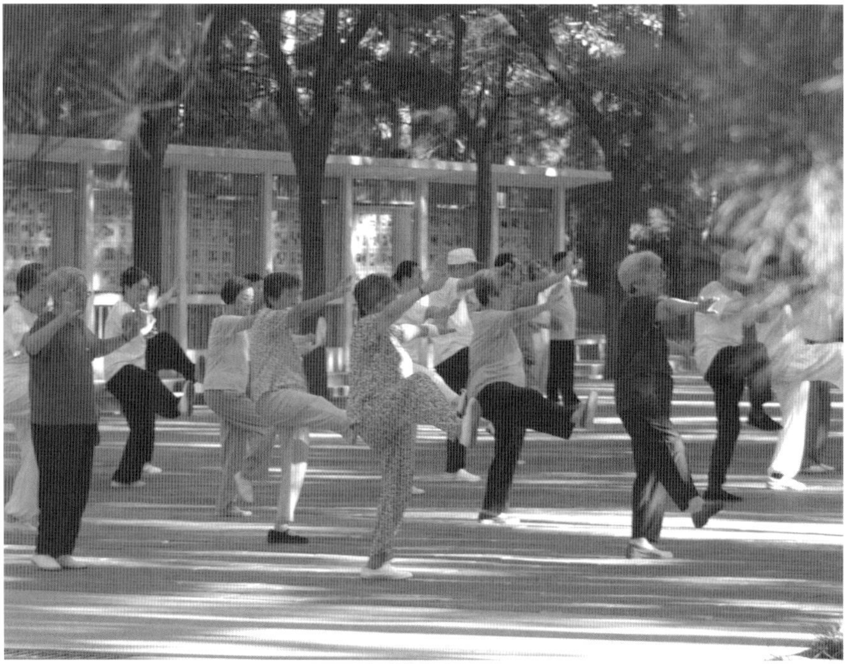

Die Qigong-Körperarbeit übt eine Haltung ein, die dem Menschen in seinem tiefen Inneren ursprünglich vertraut ist, von der er sich aber durch seine Lebensweise entfernt hat. Es ist eine Art der Rückkehr zu sich selbst. Gleichzeitig wird körperlichen Fehlhaltungen, Verspannungen, Muskel- und Gelenksbeschwerden entgegengewirkt. Zusätzlich wird der Blutkreislauf des Körpers gefördert und damit auch dessen energetische Versorgung.
Zuvor wurde bereits der Zusammenhang von Blut (Xue) und Lebensenergie (Qi) erklärt. Qigong – die Arbeit mit der Lebensenergie – reguliert und fördert den Qi-Fluss im Körper unter anderem auch über die strukturelle Korrektur der Körperhaltung. Sobald nämlich der Körper im Lot und somit frei von unnötigen An- und Verspannungen ist, sind auch die körperlichen Barrieren für den gleichmäßigen Fluss von Qi beseitigt.

„Yi führt Qi und Qi lenkt die Körperbewegungen."

Dieses theoretische Prinzip vereint die drei Hauptmethoden von Qigong: Vorstellungskraft, Atmung und Körperhaltung.
Yi – die Arbeit mit der Vorstellungskraft – ist eine innere Qualität im Qigong-Übungsprozess, die ihre äußere Entsprechung in der Haltung und der Bewegung des Körpers findet.
Innen und Außen sind über die Lebensenergie Qi miteinander verbunden. Qi steht in engem Kontakt mit Xue – dem Blut – das im Körper zirkuliert und ihn nährt. Qi und Xue sind mit dem Atem verbunden, der wiederum Innen und Außen vereint.
Auf diese Weise unterstützen sich die drei Hauptmethoden des Qigong nicht nur gegenseitig, sondern sind auch aufeinander angewiesen. Über die gemeinsame Arbeit mit der Vorstellungskraft, Atmung und Körperhaltung führt uns Qigong auf den Weg der Gesundheit.

TEIL 2:

QIGONG –
DIE ÜBUNGEN

氣功

Nach der theoretischen Beschäftigung mit Qigong wenden wir uns nun der Praxis zu. Zwar ist es wichtig, sich gedanklich mit Qigong auseinander zu setzen und über die Hintergründe, Auswirkungen und Zusammenhänge der Übungen Bescheid zu wissen. Doch dieses Wissen ersetzt das Üben nicht – es ist bestenfalls eine gute Voraussetzung.

Wenn das Wissen über Qigong keine Entsprechung im eigenen Tun findet, bleibt es gegenstandslos. Die Früchte des Qigong, die man theoretisch so gut kennt, wird man so nicht ernten – sie sind nur durch Übung zu erlangen ...

Mit Qigong verhält es sich wie mit jeder wahren Kunst: Man kann sie nicht ohne die Anleitung eines guten und erfahrenen Lehrers erlernen. Aber genauso, wie man durch ein Buch eine einfache Melodie auf dem Klavier erlernen kann, kann man durch ein Buch die ersten Übungsanregungen für Qigong vermitteln. In beiden Fällen folgt möglicherweise eine intensivere Auseinandersetzung.

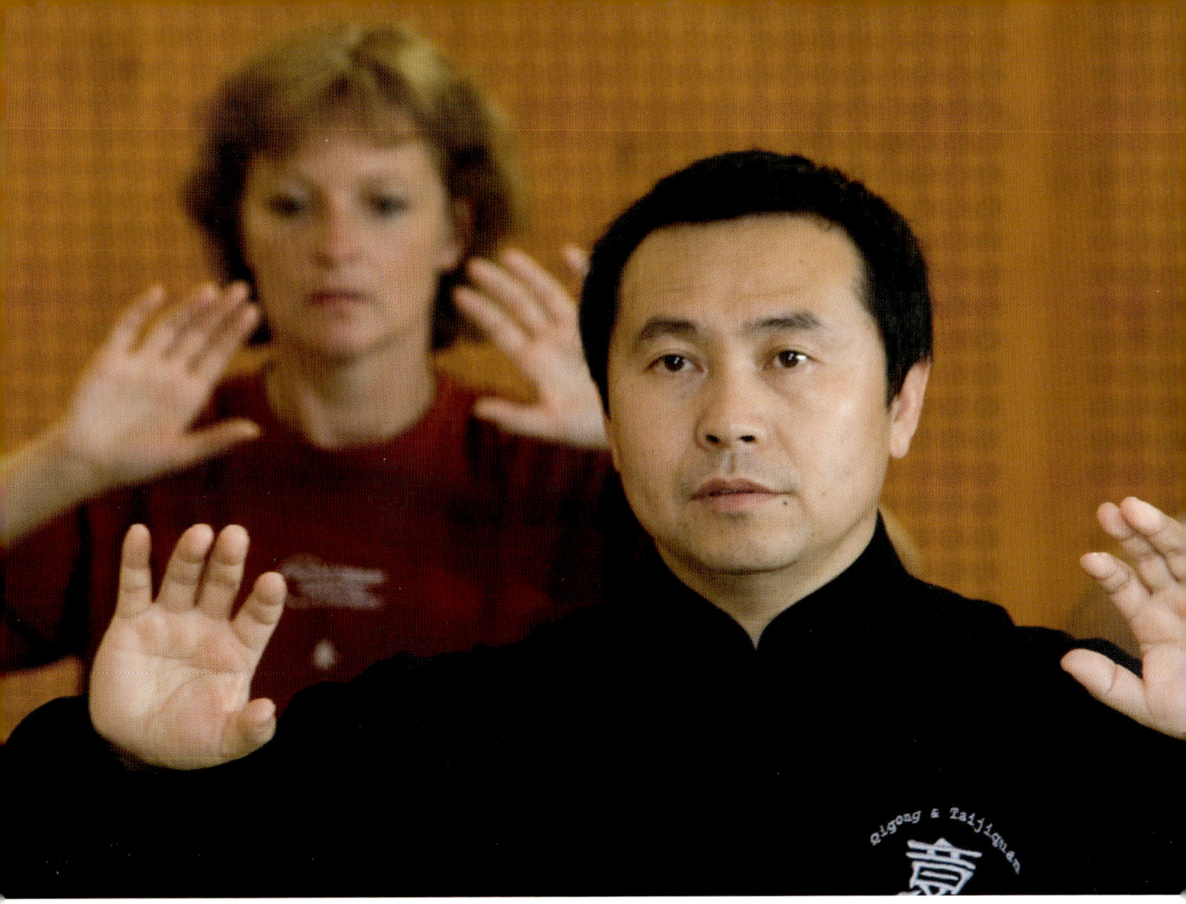

Vielleicht werden die Beschreibungen der nachfolgenden Grundübungen auch für Sie der Einstieg in das Üben von Qigong sein – und Sie machen Ihre ersten Schritte auf dem Weg der Gesundheit ...
Wichtig für die einzelnen Übungen sind die richtige Körperhaltung sowie Hinweise zur Entspannung, Konzentration und zum Aufwärmen:

Die Körperhaltung

Die Haltung ist entscheidend für einen ungehinderten Qi-Fluss im Körper. Besonders Qigong-Anfänger sollten sehr auf ihre Körperhaltung achten, da es gerade bei Ungeübten oft große Defizite gibt. Die Arbeit an der Körperhaltung behält über den Anfängerstatus hinaus eine hohe Bedeutung.

Die Grundhaltungen im Stehen

In der Qigong-Praxis gibt es fünf Arten zu stehen:

- **Der schulterbreite Stand (Kaili Bu)**
- **Der Stand mit geschlossenen Füßen (Binli Bu)**
- **Der Stand auf einem Bein (Duli Bu)**
- **Der Reiterstand (Ma Bu)**
- **Der Bogenstand (Gong Bu)**

Der schulterbreite Stand (Kaili Bu)

Die Füße stehen parallel und schulterbreit auseinander, die Zehen zeigen nach vorne. Das Fußgewölbe hebt sich leicht nach oben, die Zehen saugen sich sanft am Boden fest (dies geschieht mit Yi – der Vorstellungskraft – und nicht mit Muskeleinsatz). Die Knie sind leicht gebeugt.

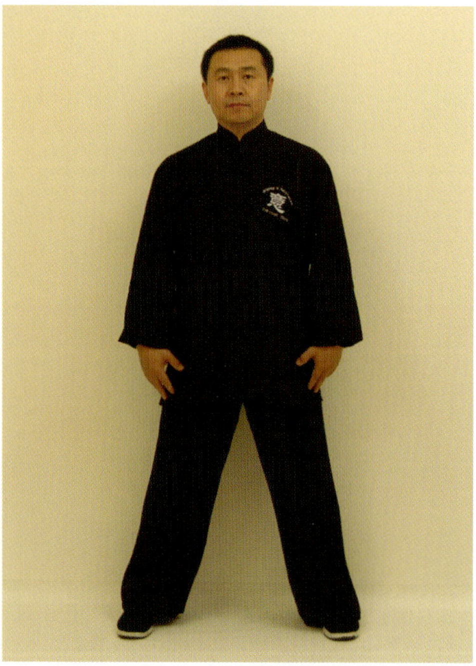

Kaili Bu

Das ist wichtig:

Die **Schultern** entspannt sinken lassen. Die Schultergelenke leicht öffnen, als wäre ein kleiner Ball in den Achselhöhlen. Ständig hochgezogene Schultern führen zur Anspannung der oberen Rücken- und Nackenmuskulatur und blockieren die Verbindung zwischen dem Oberkörper und den Armen. Auch die Atmung verkrampft sich durch Verspannungen der Schultern bzw. der Muskulatur des Schultergürtels.

Der **Rücken** sollte gerade und entspannt sein. Die Wirbelsäule wird sanft gestreckt und verlängert. Die Brust leicht heben – sie darf weder einfallen, noch extra herausgedrückt werden.

Den **Kopf** aufrichten: In der Vorstellung hängt der Kopf an einem Faden, der von oben kommt. Andeutungsweise den Kopf leicht nach oben wachsen lassen.

Das **Kinn** leicht zur Brust ziehen. Dabei in der Vorstellung einen kleinen Ball zwischen Kinn und Hals halten. Die Nackenmuskulatur entspannen; dabei hilft die Vorstellung, die Nackenmuskeln dehnen und öffnen sich langsam.

Die **Zunge** hat Kontakt mit dem Gaumen (die Zungenspitze liegt innen an den oberen Schneidezähnen). Den Mund entspannen und die Lippen leicht öffnen.

Ein leichtes **inneres Lächeln** zeigt sich auf dem Gesicht.

Die **Zähne** berühren sich sanft.

Die **Hüfte** entspannt fallen lassen. Die Muskulatur in der Leistengegend, den Beckenboden und die Falte an der Nahtstelle zwischen Oberschenkel und Rumpf entspannen.

Den **Körper** zentriert und aufrecht halten, als würde man auf einem hohen Stuhl sitzen.

Den **Blick** geradeaus richten, sofern die Übung nicht ein Schließen der Augen verlangt.

Die **Ohren** hören weit entfernte Geräusche.

Die **Nase** nimmt den Duft der Natur wahr.

Diese Regeln sind im Qigong von grundlegender Bedeutung und gelten auch für die nachfolgenden Stellungen:

Der Stand mit geschlossenen Füßen (Binli Bu)

Die Füße stehen mit ein paar Zentimetern Abstand zueinander. Die Zehen zeigen nach vorne. Das Fußgewölbe ist leicht angehoben, die Zehen saugen sich locker am Boden fest (nicht mit Muskel-, sondern mit Vorstellungskraft). Die Knie sind leicht gebeugt.

Der Stand auf einem Bein (Duli Bu)

Ein Bein ist gehoben: der Oberschenkel verläuft parallel zum Boden, das Knie zeigt nach vorne, der Fuß hängt in natürlicher Entspannung. Das Standbein ist nicht komplett durchgestreckt.

Der Reiterstand (Ma Bu)

Dieser Stand ist eine Verbreiterung des schulterbreiten Stands. Dabei sinkt der Körperschwerpunkt nach unten und es wird mehr Haltekraft benötigt.

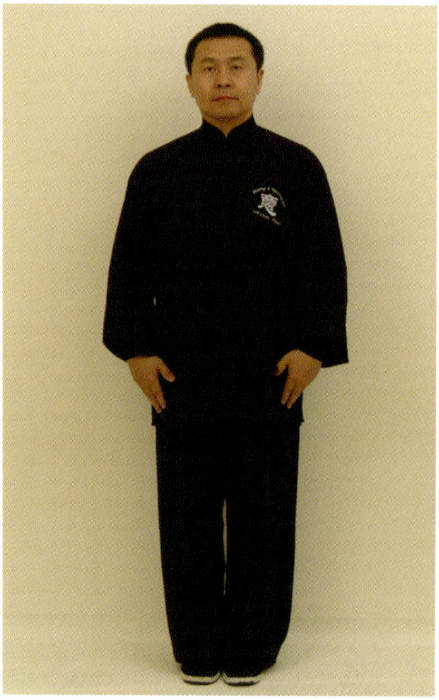

Binli Bu

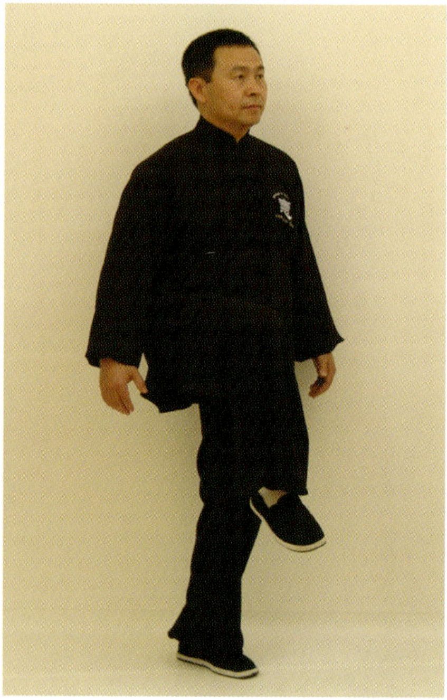

Duli Bu

Die Füße stehen parallel und deutlich breiter als die Schultern, die Zehen zeigen nach vorne. Das Fußgewölbe ist leicht gehoben, die Zehen saugen sich andeutungsweise am Boden fest. Die Knie sind leicht gebeugt, stehen jedoch nicht weiter vor als die Fußspitzen.

Der Bogenstand (Gong Bu)

Ausgehend vom Stand mit geschlossenen Füßen (Binli Bu) wird ein Fuß mit einem Winkel von ca. 45 Grad nach außen geöffnet. Das gesamte Gewicht verlagert sich auf dieses Bein, das andere Bein wird entlastet.

Der entlastete Fuß bewegt sich in einer leichten Diagonale nach vorne und außen – zwischen beiden Füßen entsteht ein Abstand. Etwa zwei Drittel des Körpergewichts verlagern sich auf das vordere Bein. Das Knie beugt sich leicht, überragt aber nicht die Fußspitze.

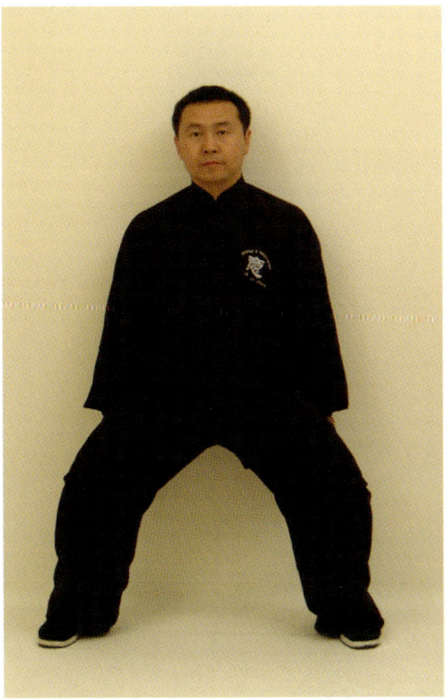

Ma Bu

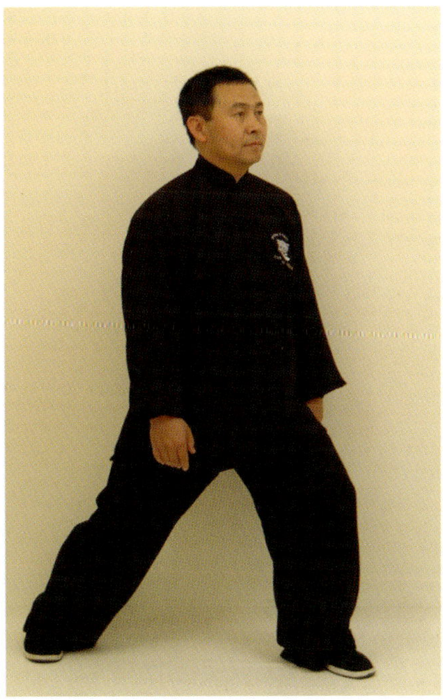

Gong Bu

Die Grundhaltungen im Sitzen

Es gibt grundsätzlich zwei Sitz-Positionen: das Sitzen auf einem Gegenstand (z. B. einem Stuhl) und das Sitzen auf dem Boden (dazu zählt auch ein Meditationskissen).

Das Sitzen auf einem Gegenstand

Die Sitzhöhe wird so gewählt, dass die Oberschenkel etwa waagrecht zum Boden verlaufen. Im vorderen Bereich der Sitzfläche Platz nehmen. Die Sitzbeinhöcker im Becken verbinden sich mit der Sitzfläche, der Oberkörper wird bewusst aufgerichtet und nicht angelehnt. Ansonsten gelten dieselben Richtlinien wie für die Körperhaltungen im Stand.

Das Sitzen auf dem Boden

Wählt man einen Sitz auf dem Boden bzw. einem Meditationskissen mit gekreuzten Beinen, sollte auch hier das Gesäß über die Sitzbeinhöcker in

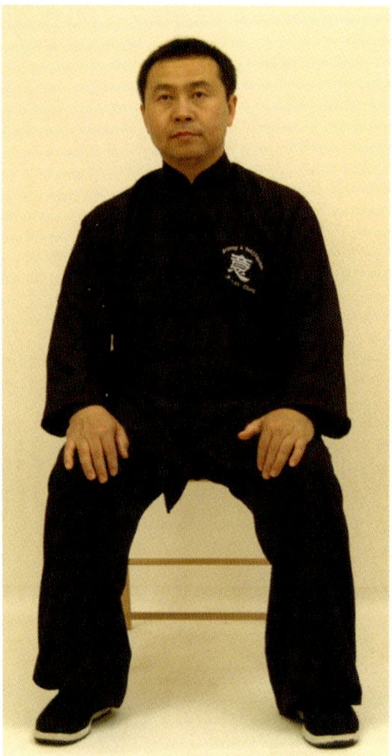

Sitzen auf einem Gegenstand

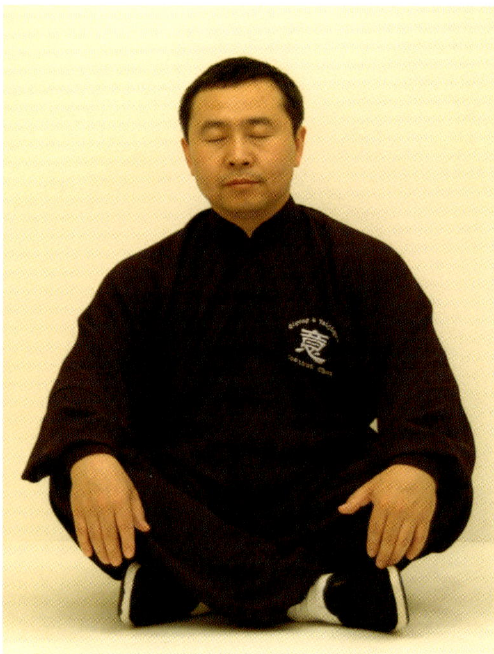

Sitzen auf dem Boden

Kontakt mit der Unterlage sein. Ansonsten gelten dieselben Richtlinien wie für die Körperhaltungen im Stehen.

Die Grundhaltungen im Liegen

Im Liegen kann man sich wesentlich leichter entspannen als im Stehen oder Sitzen, da die Erdanziehungskraft nicht überwunden werden muss. Diese Haltungen bieten daher schon von sich aus die Möglichkeit, entspannt zu üben. Im Liegen gibt es vier Grundhaltungen:

Auf dem Rücken liegen mit gestreckten Beinen
Auf dem Rücken liegen mit angewinkelten Beinen
Seitlich liegen (links) – Drachenstellung
Seitlich liegen (rechts) – Tigerstellung

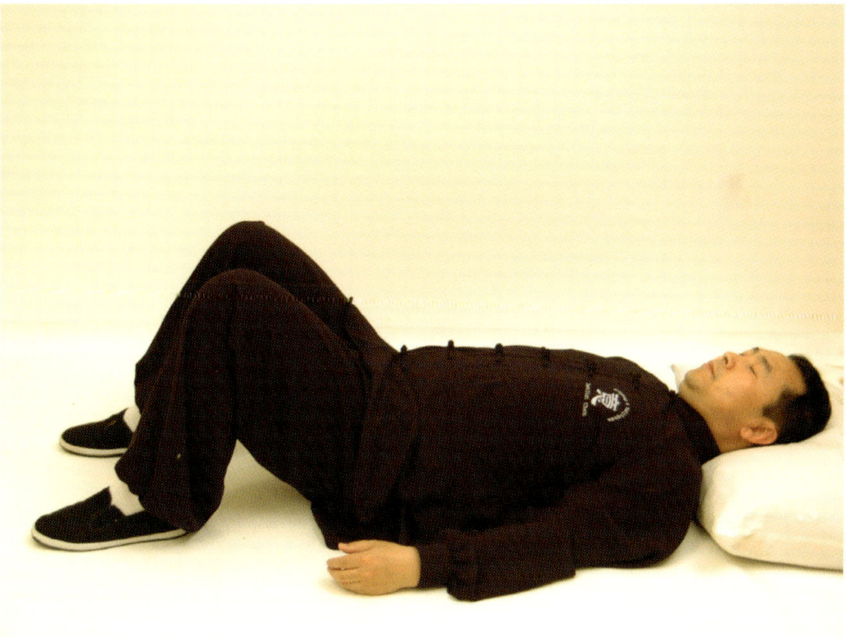

Liegen mit angewinkelten Beinen

Die Entspannungsübungen

Obwohl Qigong-Übungen automatisch entspannend wirken, ist die Entspannung selbst nicht das eigentliche Ziel von Qigong. Vielmehr ist sie eine wichtige Voraussetzung dafür, dass Qi ungehindert im Körper fließen kann. Da es im Qigong vor allem um die Regulierung, Förderung und Kräftigung des Qi-Flusses geht, hat die Entspannung eine untergeordnete Funktion. Genaugenommen ist sie ein Mittel zum Zweck.

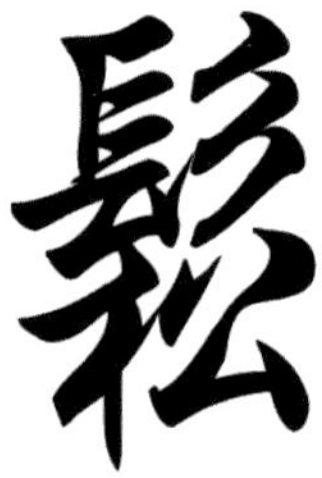

Das Üben der Entspannung gilt im Qigong immer für Körper und Geist gemeinsam und sollte in den Alltag integriert werden. Je entspannter man den Belastungen des Alltags begegnen kann, desto besser wird der Qi-Fluss und damit auch die Gesundheit unterstützt. Die nachfolgenden Anregungen für Entspannungsübungen lassen sich leicht in den Alltag integrieren und können jeweils im Stehen, Sitzen oder Liegen ausgeführt werden.

Die Gesichtsentspannung

An- und Verspannungen zeigen sich oft im Gesicht. Die Gesichtsmuskulatur verkrampft sich und die Mimik legt bestehende Zustände in Körper und Geist offen.
Die Entspannung des Gesichts gelingt, indem die Gesichtsmuskulatur samt Kopfhaut in Gedanken durchwandert und auf bestehende Verspannungen überprüft wird. Findet man verspannte Stellen, wird die Konzentration dorthin geleitet, um sie wieder zu entspannen. Dies sollte ohne inneren Zwang und Erfolgsdruck geschehen – sonst entstehen nur neue Anspannungen.
Ein liebevoller Umgang mit sich selbst bringt Verspannungen in aller Gelassenheit zum Verschwinden. Dabei kann die Vorstellungskraft helfen:

Bestehende Verspannungen schmelzen zum Beispiel wie Eis in der Sonne. Oder ein inneres Lächeln wärmt und vertreibt alles, was zu den Anspannungen geführt hat.

Die Schulterentspannung

Die Schulterpartie ist ein klassischer Bereich für Verspannungen. Alle Ängste, Sorgen und psychischen Belastungen setzen sich hier fest. Die Arbeit an Schreibtisch und Computer leistet dazu einen weiteren Beitrag. Die Folgen davon sind nicht nur Schmerzen und Verhärtungen in diesem Bereich, sondern auch daraus entstehende Symptome wie Kopfschmerzen, Schlaflosigkeit, Schwindelgefühle oder Konzentrationsprobleme.
Die Entspannung der Schultern wird im Sitzen auf einem Stuhl geübt, möglichst ohne sich anzulehnen: Die Atembewegung verbindet sich mit einer Bewegung der Schultern, die jedoch mentaler Natur ist. Das leichte Heben und Senken der Schultern ist von außen kaum erkennbar und wird nur durch die Atmung ausgelöst. Die Schultern werden daher nicht aktiv hochgezogen, sondern die minimale innere Bewegung entsteht durch die Vorstellungskraft (Yi).

Die Übung:
Mit dem Einatmen heben sich die Schultern, mit dem Ausatmen entspannen sie sich und sinken. Man führt die Übung solange aus, bis sich die Entspannung im gesamten Schulterbereich einstellt. Manchmal überträgt sie sich auch auf den ganzen Körper.

Die Lendenwirbelentspannung

Auch der Lendenwirbelbereich ist anfällig für Verspannungen. Für die entsprechende Entspannungsübung sitzt man auf einem Stuhl und lehnt sich an (dabei aber auf eine aufrechte Haltung achten und den Rücken nicht in die Lehne sinken lassen!). Wieder wird mithilfe der Vorstellungskraft die Entspannung vertieft.

Die Übung:
Man stellt sich zwischen Rücken und Stuhllehne einen Ball vor – etwa so groß wie ein Volleyball. Beim Einatmen streckt sich die Wirbelsäule. Gleichzeitig hebt man in der Vorstellung den Kontakt mit dem Ball wieder auf, ohne sich jedoch tatsächlich von der Stuhllehne zu entfernen. Beim Ausatmen wird der Kontakt zum imaginären Ball wieder hergestellt und er wird zusammen gedrückt.
Mit dieser Übung werden durch feinste Bewegungen kleine Muskeln im Rücken angesprochen. Neben der Entspannung im unteren Rücken wird gleichzeitig die Stabilität in diesem Bereich gefördert.

Die Entspannung des gesamten Körpers

Wenn man den ganzen Körper entspannen will, kann man ihn mit der Absicht, alle Verspannungen und Verhärtungen wie Eis in der Sonne schmelzen zu lassen, in folgender Reihenfolge mental durchwandern:

Die Übung:
Für die Körperseiten: Vom Kopf über Nacken, Schultern, Oberarme, Ellenbogen, Unterarme, Handgelenke, Handteller bis in die Fingerspitzen „wandern".
Für die Vorderseite: Wieder vom Kopf aus über Gesicht und Hals zu Brust und Bauch „wandern". Von hier durch den Unterkörper in die Oberschenkel, Knie, den Schienbein-Bereich, die Fußgelenke und Füße bis zu den Zehenspitzen „reisen".
Für die Rückseite: Vom Hinterkopf über Nacken, Rücken bis zum Gesäß „wandern". Von hier durch die Rückseite der Oberschenkel, Kniekehlen, Unterschenkel, Fersen bis in die Fußsohlen „reisen".

Die Entspannung mit Worten

Bei dieser Form der Entspannungsübung wird der Atemfluss mit dem inneren Aufsagen eines Wortes verbunden, das den Aspekt der Entspannung unterstreicht. Beim Einatmen zum Beispiel das Wort „ruhig", beim Ausatmen das Wort „entspannt" denken. Der Atemvorgang selbst sollte nach den im theoretischen Teil vorgestellten Prinzipien ablaufen: langsam, tief, dünn und gleichmäßig.

Die Entspannung mit dem Ausatmen

Bei dieser Übung konzentriert man sich während des Einatmens auf die im Körper vorhandene Anspannung und löst sie mithilfe der Vorstellungskraft über das Ausatmen auf: Dieser Moment des Loslassens verbindet sich mit einer gezielten Entspannung.

Die mentale Entspannung

Mentaler Druck und krampfhaftes Nicht-Loslassen-Können von Gedanken sind entscheidende Gründe für das Entstehen starker körperlicher Verspannungen. Hier wird der Zusammenhang von Körper und Geist spürbar. Vielfältige Anforderungen in Beruf und Alltag an die Gedanken- und Nervenkraft führen dazu, dass der Geist nicht zur Ruhe kommt, sondern wie ein gehetztes Tier immer in Bewegung ist. Diese permanente Überforderung äußert sich in körperlichen Verspannungen. Um diese zu lindern oder ganz zu lösen, muss man daher zuerst den Geist entspannen.

Die Übung:

Im Sitzen wird die Schulterentspannung mit der Entspannung über das Ausatmen kombiniert. Man sucht sich ein Thema, das einen gedanklich immer wieder beschäftigt. Darauf konzentriert man sich beim Einatmen und zieht dabei die Schultern hoch. Beim Ausatmen lässt man die Schultern so entspannt wie möglich fallen und verabschiedet sich dabei von dem quälenden Thema – am besten mithilfe eines inneren Satzes wie zum Beispiel: „Ist mir ganz egal!".

Die Konzentrationsübungen

Mit der Konzentration verhält es sich wie mit der Entspannung: Auch sie ist kein erklärtes Ziel von Qigong, sondern vielmehr eine Bedingung dafür, Qigong üben zu können.
Weil es im Qigong um die Einheit von Körper und Geist geht, stört es den Übungserfolg, wenn man während des Übens unentwegt gedanklich abschweift, statt sich auf die Übungen zu konzentrieren. Natürlich fördern Qigong-Übungen auch ihrerseits Konzentration und Entspannung.
Der Prozess läuft in beide Richtungen: Konzentration und Entspannung fördern das Üben von Qigong – und Qigong verbessert die Fähigkeit zur Konzentration und zur Entspannung. Gerade deshalb ist es hilfreich, durch einfache Übungen an der Konzentrationsfähigkeit und Entspannung zu arbeiten.

Atemzüge zählen

Statt tausend Gedanken nachzujagen, wird die Konzentration ganz auf die Atmung gelenkt. Man zählt die Atemzüge, wobei eine komplette Ein- und Ausatmung als eine Einheit gilt.
Wenn die Gedanken abschweifen, nimmt man das gelassen zur Kenntnis und konzentriert sich erneut auf den Atemvorgang.
Allmählich wird es immer besser gelingen, mit der Konzentration bei der Atmung zu bleiben – und langsam stellt sich Ruhe ein ...

Die Gegenstände der Konzentration

Statt auf die Atmung kann man sich auch auf ein Objekt in der Natur, einen Körperteil oder Akupunkturpunkt konzentrieren. Die drei klassischen Punkte, auf die man die Konzentration richten kann, sind das Dantian, der Yongquan-Punkt und das Mingmen.

Dantian ist ein Begriff mit besonderer Bedeutung im Qigong. Er beschreibt ein Energiefeld etwa drei bis vier Fingerbreit unter dem Bauchnabel. In diesem Bereich sammelt sich Qi. Die Theorie zum Dantian ist in manchen Qigong-Richtungen sehr ausgefeilt – besonders im daoistischen Qigong gehören Dantian-Übungen zu den Grundlagen.

Yongquan Yongquan bedeutet „Sprudelnde Quelle“ und ist der Akupunkturpunkt ‚Niere 1‘ – mit ihm beginnt der Nierenmeridian. Der Punkt liegt in einer Vertiefung in der Mitte der Fußsohle. Für Menschen mit Bluthochdruck ist dieser Punkt als Gegenstand der Konzentrationsübung besonders empfehlenswert (siehe Abbildung).

Mingmen bedeutet „Das Tor des Lebens“ und ist ebenfalls ein Akupunkturpunkt. Er liegt auf Höhe des Bauchnabels an der Wirbelsäule. Besonders Menschen mit Nierenschwäche sollten ihre Konzentration auf diesen Punkt richten (siehe Skizze Lenkergefäß).

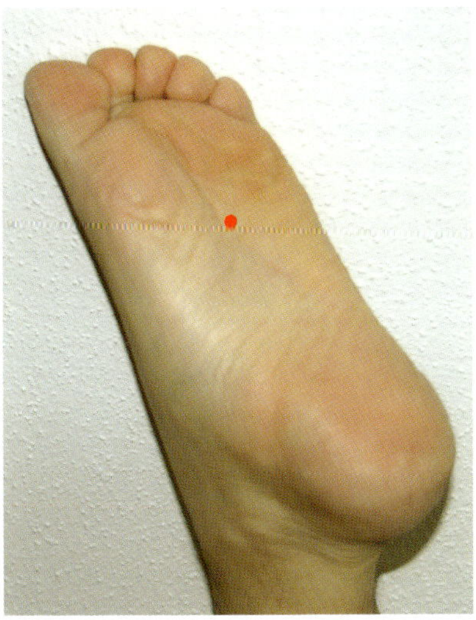

Yongquan

Die Aufwärmübungen – Reshenfa

Sofern es die zur Verfügung stehende Zeit erlaubt, sollte man sich mithilfe von Aufwärmübungen auf das eigentliche Qigong-Training vorbereiten. Dies hat den Vorteil, dass man schneller in jenen Qi-Zustand kommt, der für das Üben von großer Bedeutung ist. Die eigentlichen Qigong-Übungen lassen sich dann leichter durchführen.
Die anschließend vorgestellten Aufwärmübungen sind einfach und zeitlich nicht aufwendig. Man kann sie in etwa zehn Minuten ausführen. Sie erhöhen die Beweglichkeit und fördern die Entspannung. Wenn man sie absolviert hat, spürt man oft Wärme und Qi durch den Körper fließen.

Die Arme schwingen (Dantian schütteln)

Ausgangsposition:

- Der rechte Fuß ist vorne, das Gewicht in der Mitte.

Bewegung:

- Der rechte Arm bewegt sich seitlich vom Körper im Kreis nach vorne, oben und hinten.

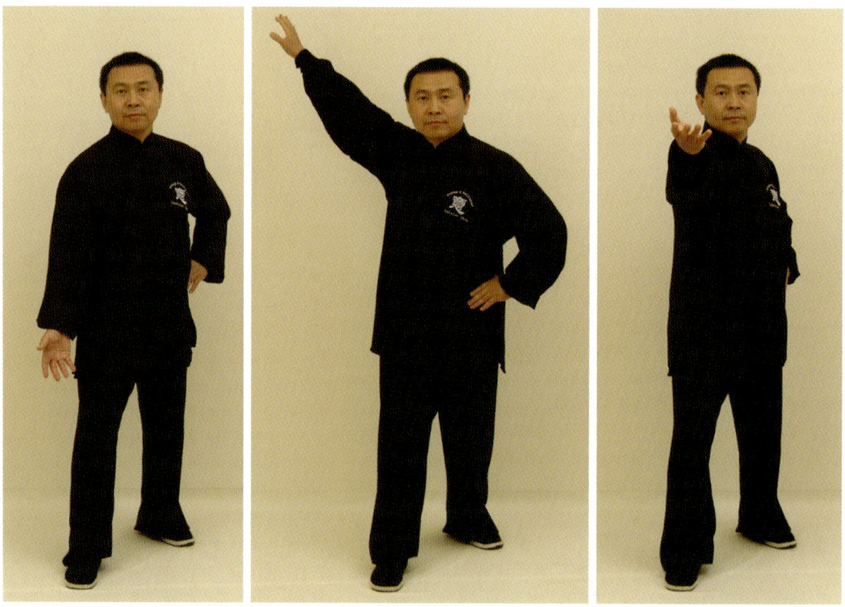

Dantian schütteln

- Die Handfläche zeigt immer in die Richtung der Bewegung, am höchsten Punkt dreht sie sich daher nach hinten, so als wollte man etwas von hinten nach vorne schaufeln.
- Oberkörper und Hüfte drehen sich mit.
- Die Atmung fließt natürlich.
- Rund 20 Mal wiederholen, danach die Seite wechseln.

Wirkung:

- Stärkt Schultergelenke und Halswirbel.
- Aktiviert die Arm-Meridiane.

Die Schultern massieren (Dantian massieren)

Ausgangsposition:

- Schulterbreiter Stand, die Zehen zeigen nach vorn.

Bewegung:

- Mit einer Körperdrehung nach rechts bewegt sich die rechte Hand entlang der Körpermitte nach oben bis zum Hals und entlang der seitlichen Rippen wieder abwärts.
- Während der Aufwärtsbewegung massiert der Handrücken die

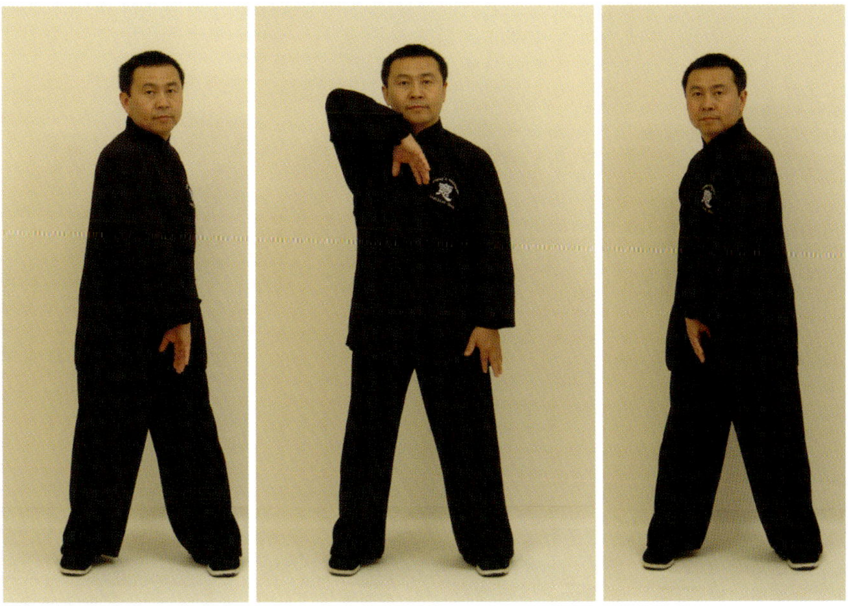

Dantian massieren

Körpermitte, bei der Abwärtsbewegung massiert die Handfläche die Seite.

- Während der rechte Arm nach unten geht, bewegt sich gleichzeitig der linke nach oben und der Körper dreht sich dabei nach links.
- Beide Hände machen ihre Bewegungen gleichzeitig: die rechte Hand streicht seitlich nach unten, die linke zieht in der Mitte aufwärts – und umgekehrt.
- Die Atmung fließt natürlich.
- Rund 20 Mal wiederholen.

Wirkungen:

- Mobilisiert die sechs Hauptgelenke (Schulter, Ellbogen, Handgelenk, Hüfte, Knie und Fußgelenk).
- Massiert die inneren Organe durch die Körperdrehungen und Bewegungen der Hände.
- Aktiviert Dienergefäß und Blasenmeridian.
- Besonders empfehlenswert bei Blähungen und Verdauungsproblemen.

Die Katze wäscht sich (Dantian drehen)

Ausgangsposition:

- Der rechte Fuß ist vorne, das Gewicht ruht auf dem hinteren Bein. Beide Arme sind gehoben und leicht angewinkelt, die Handflächen zeigen zum Körper.

Bewegung:

- Die linke Hand bewegt sich zur rechten Gesichtsseite. Gleichzeitig ist die rechte Hand auf der rechten Körperseite, etwa in Höhe des Rippenbogens.
- Die rechte Hand schwingt zur linken Gesichtshälfte. Gleichzeitig zieht die linke Hand an die linke Körperseite, wieder auf Höhe des Rippenbogens.
- Die Bewegung erfolgt im lockeren Schwung aus dem Körper und setzt sich über die Schultergelenke fort.
- Die Arme selbst behalten bei der Schwungbewegung ihren Winkel bei.
- Der Blick bleibt nach vorne gerichtet.
- Die Atmung fließt natürlich.
- Rund 20 Mal wiederholen, danach die Seite wechseln.

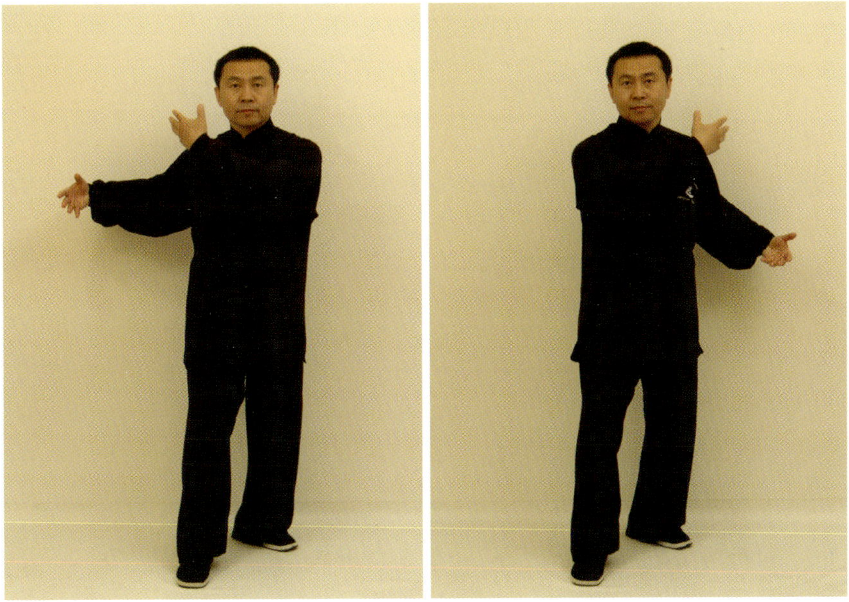

Dantian drehen

Wirkungen:

- Stärkt die Wirbelsäule, besonders im Bereich der Halswirbeln (durch die Rumpfdrehungen).
- Kräftigt die Beine (durch Gewichtsverlagerung auf das hintere Bein).
- Aktiviert Lenkergefäß und Blasenmeridian.

Das nicht Greifbare vom Himmel ziehen (Dantian pressen)

Ausgangsposition:

- Das rechte Bein ist vorne, das Gewicht ruht darauf (Bogenstellung). Der rechte Arm hebt sich nach oben, wird jedoch nicht ganz durchgestreckt. Die Finger zeigen nach oben.
- Die linke Hand ist neben dem rechten Ellbogen (die Finger zeigen zum Ellbogen, die Handfläche weist nach unten).

Bewegung:

- Die rechte Hand bildet eine Faust und zieht nach unten. Die linke Hand geht mit der rechten nach unten.

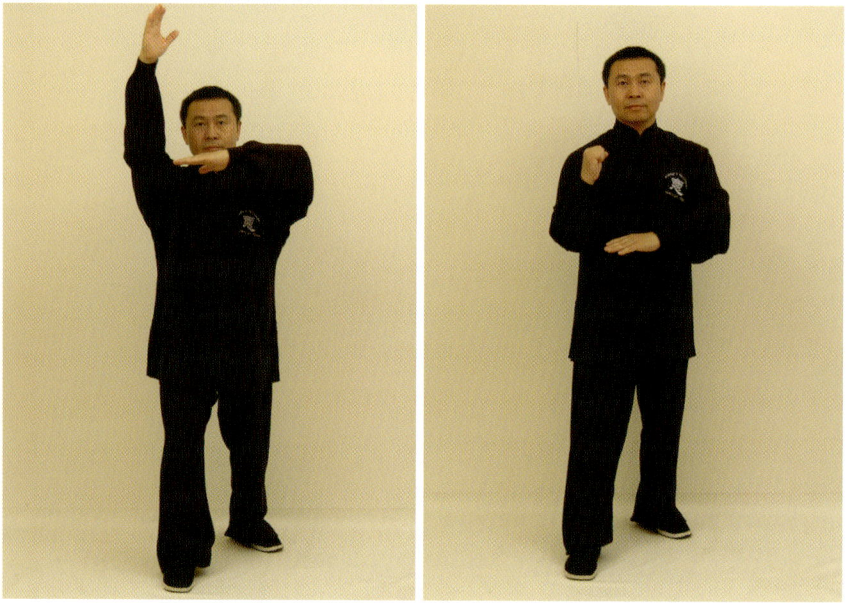

Dantian pressen

- Der rechte Arm ist nun abgewinkelt, der Oberarm hat Kontakt mit dem Körper.
- Dabei ausatmen.
- Zurück zur Ausgangsstellung.
- Die linke Hand geht mit der rechten nach oben.
- Dabei einatmen.
- Rund zehnmal wiederholen, danach die Seite wechseln.

Wirkungen:

- Vergrößert den Brustkorb.
- Verringert die Leberhitze.
- Aktiviert Lungen- und Leber-Meridian.

Den Wassereimer an einem Stock tragen (Dantian ziehen)

Ausgangsposition:

- Der rechte Fuß ist vorne, das Gewicht in der Mitte.
- Beide Arme heben sich bis auf Schulterhöhe, die Handflächen zeigen nach oben.

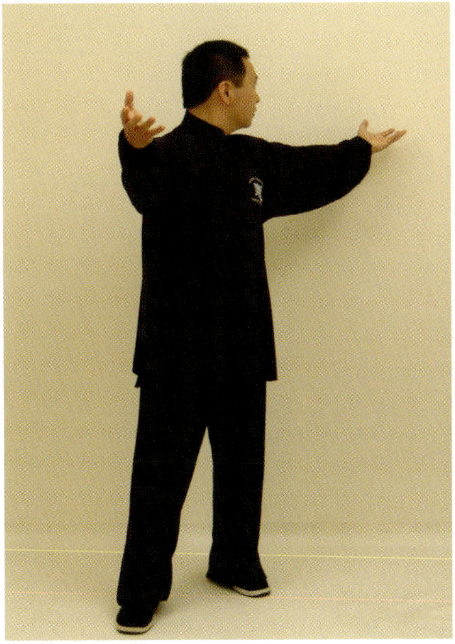

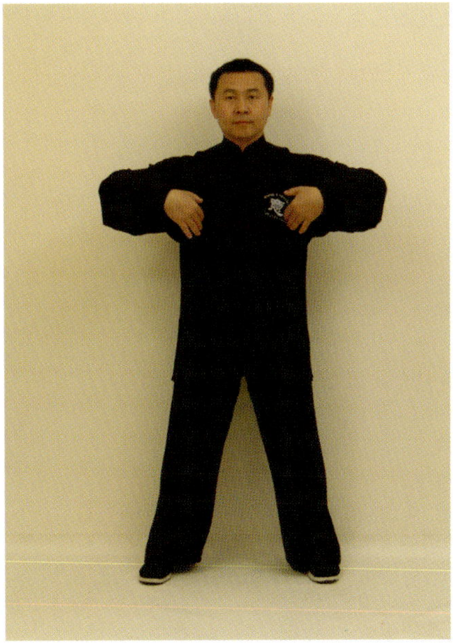

Dantian ziehen

- Der rechte Arm zeigt nach vorne, der linke nach hinten.

Bewegung:
- Beide Arme sinken nach unten und heben sich wieder auf Schulterhöhe.
- Die Handflächen zeigen immer in Richtung der Bewegung.
- Den Körper nach rechts drehen, nun zeigt der linke Arm nach vorne.
- Der Blick folgt stets der hinteren Hand.
- Natürlich atmen.
- Rund 20 Mal wiederholen, danach die Seite wechseln.

Wirkungen:
- Stärkt Wirbelsäule und Gelenke.
- Aktiviert das Dienergefäß.
- Hilft bei Schwindel und Problemen mit den Halswirbeln.

Das Wildpferd stürzt sich auf den Trog (Dantian heben)

Ausgangsposition:

- Aus dem schulterbreiten Stand das rechte Bein nach vorne stellen und leicht beugen. Beide Arme heben sich vorne auf Schulterhöhe, die Handrücken zeigen zueinander.

Bewegung:

- Beide Arme ziehen mit dem Einatmen bogenförmig nach hinten und nach unten. Die Hände bilden Fäuste in Höhe der Taille. Das Gewicht verlagert sich auf das hintere Bein (leicht beugen).
- Die Fäuste stoßen mit dem Ausatmen nach vorne. Die Arminnenseiten zeigen nach oben. Das Gewicht verlagert sich wieder nach vorne.

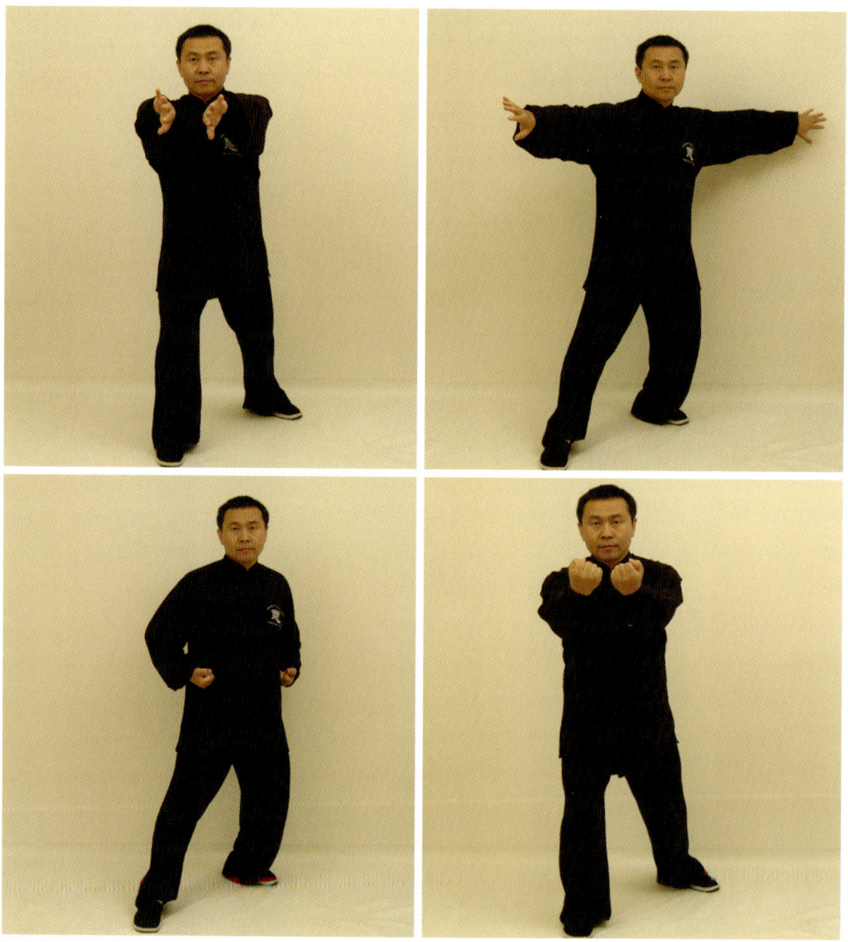

Dantian heben

- Den linken Fuß nach vorne stellen und die Bewegung wiederholen.

Wirkungen:

- Stärkt Brust- und Armmuskulatur.
- Aktiviert die Arm-Meridiane.
- Verbessert Lungen- und Herzfunktion.

Das Stroh flechten (Dantian schleifen)

Ausgangsposition:

- Aus der Bogenstellung (der rechte Fuß steht vorne, das Gewicht ist vorne) beide Hände über dem rechten Knie schließen. Der Oberkörper ist leicht nach vorne gebeugt.

Bewegung:

- Die linke Handfläche zieht massierend vom rechten Handteller über die Arminnenseite hoch bis zur linken Schulter – dabei einatmen. Das Gewicht verlagert sich nach hinten.
- Die linke Handfläche massiert von der linken Schulter zurück zum rechten Handteller – dabei ausatmen und das Gewicht wieder nach vorne verlagern.

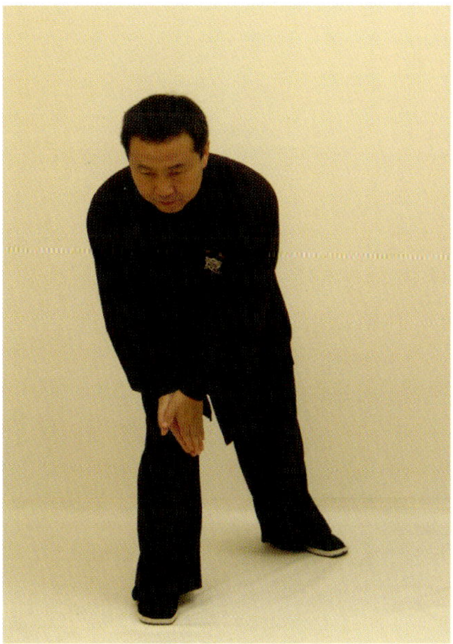

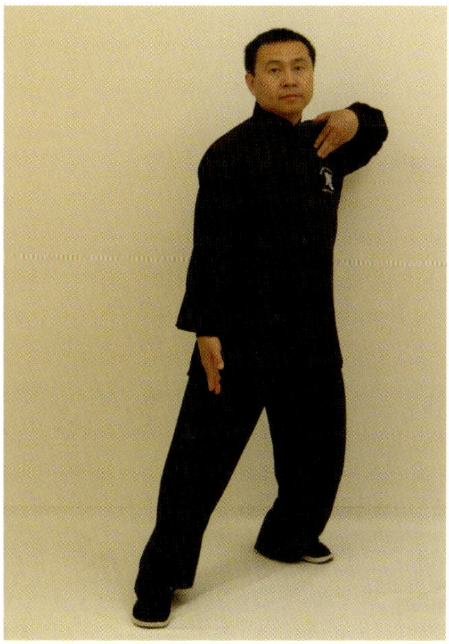

Dantian schleifen

- Danach die Seite wechseln.

Wirkungen:

- Aktiviert die Meridiane an den Arm-Innenseiten durch die Massage.
- Verbessert die Lungenfunktion.

Die goldene Kuh schüttelt den Kopf (Dantian krümmen)

Ausgangsposition:

- Die Füße stehen in doppelter Schulterbreite auseinander, die Zehen zeigen leicht nach außen.
- Die rechte Hand ist in Brusthöhe, die linke in Bauchhöhe (die Handflächen zeigen zum Körper).
- Das Gewicht ist in der Mitte.

Bewegung:

- Der Oberkörper neigt sich nach rechts und das rechte Bein beugt sich. Gleichzeitig bewegt sich die rechte Hand über die Schulter nach rechts; die linke Hand sinkt vor die linke Hüfte (die Handflächen zeigen zum Körper).
- Oberkörper und Hände kommen zurück in die Ausgangsstellung.
- Anschließend denselben Ablauf auf der linken Seite üben.
- Die Ausgangsstellung ist gleich.
- Mit der Neigung nach links geht die linke Hand über die linke Schulter und die rechte Hand sinkt vor die rechte Hüfte.
- Oberkörper und Hände kommen zurück in die Ausgangsstellung.

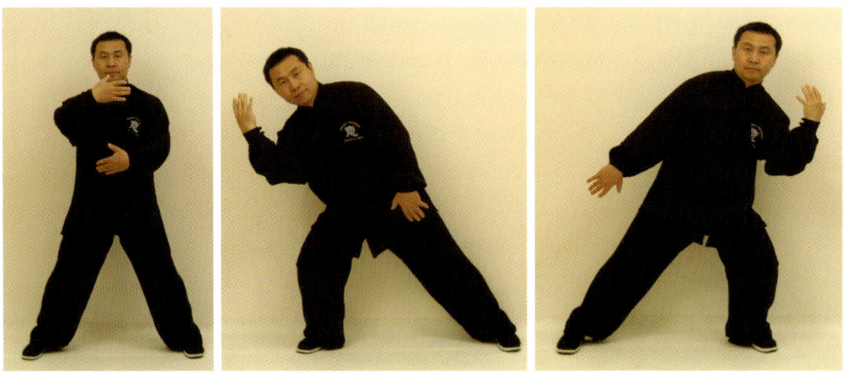

Dantian krümmen

- Dabei natürlich atmen.
- Rund zehnmal wiederholen.

Wirkung:

- Stärkt das Nieren-Qi und den Rücken.

Den Mühlstein drehen (Dantian polieren)

Ausgangsposition:

- Die Füße stehen schulterbreit, die Zehen zeigen leicht nach außen.
- Die linke Hand liegt auf der Hüfte, die rechte in Höhe der Taille mit der Handfläche nach unten.

Bewegung:

- Die rechte Hand bewegt sich kreisförmig im Uhrzeigersinn, die linke gegen den Uhrzeigersinn. Stets innen beginnen.
- Natürlich atmen.
- Nach rund zehn Kreisen die Richtung ändern.
- Danach die Seite wechseln.

Wirkung:

- Harmonisiert Yin und Yang.

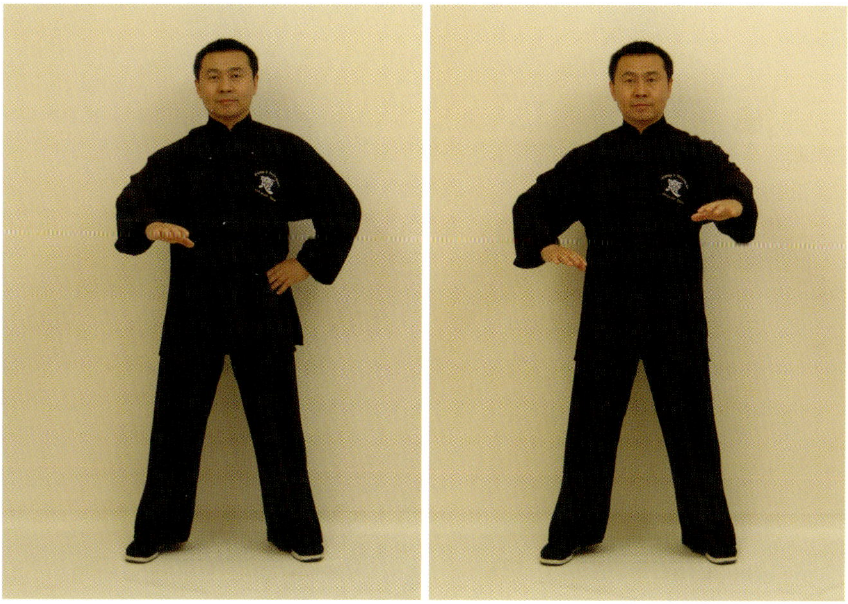

Dantian polieren

Die Meridianübungen

Wie bereits im ersten Teil erwähnt, heißen die Energiekanäle, in denen das Qi fließt, Leitbahnen oder Meridiane. Wenn der freie Fluss von Qi behindert ist, spricht man von Blockaden. Diese können psychische oder körperliche Beschwerden verursachen.
Um derartige Blockaden zu lösen, greift man in der Traditionellen Chinesischen Medizin zu Akupunktur, Kräuterheilkunde, Massagen oder Bewegungsübungen. Besonders das medizinische Qigong unterstützt mit gezielten Übungen dieses Ziel und kombiniert die drei Bereiche Bewegung, Atmung und Vorstellung.

Übungen für Lungen- und Dickdarm-Meridian

Bewegung und Atmung:

- Die Ausgangsposition ist der schulterbreite Stand (Kaili Bu).
- Mit der Einatmung heben sich die Arme waagrecht zur Seite, die Handflächen zeigen nach unten.
- Die Arme gehen bis über den Kopf und bilden einen offenen Kreis,

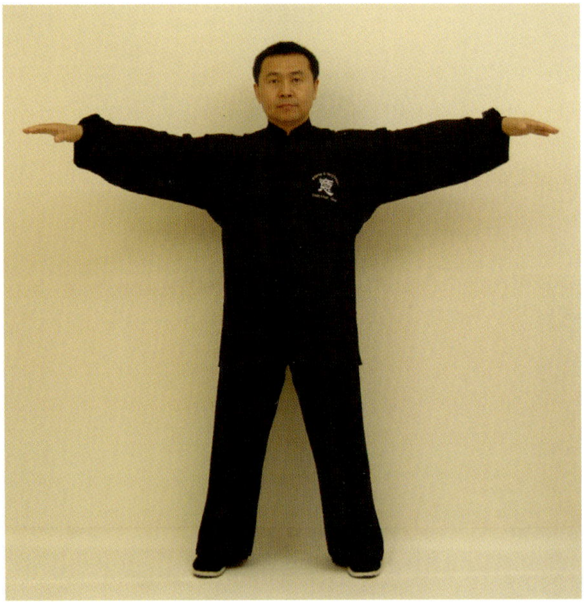

Übungen für Lungen- und Dickdarm-Meridian

die Handflächen schauen nach vorne bzw. oben.
- Mit der Ausatmung sinken die Arme wieder bis vor den Unterbauch, die Handflächen zeigen nach oben und die Fingerspitzen zueinander. Dabei leicht in die Knie gehen.

Meridianatmung mit „Qi-Vorstellung“:
Bei der Meridianatmung konzentriert man sich am Anfang nur auf einen einzigen Meridian. Im fortgeschrittenen Übungsstadium kann man Yin- und Yang-Meridiane bei der Atmung miteinander kombinieren. Alle Meridiane befinden sich jeweils auf der rechten und linken Körperhälfte.

Zu Beginn konzentriert man sich bei der **Meridianatmung** nur auf den Meridianverlauf einer Körperseite! Später kann man die Übung in der Vorstellung auf beiden Körperseiten gleichzeitig durchführen.

Wirkung:
- Die Meridian-Atem-Übungen richten sich gegen jene Erkrankungen, die mit dem jeweiligen Meridian in Verbindung gebracht wer-

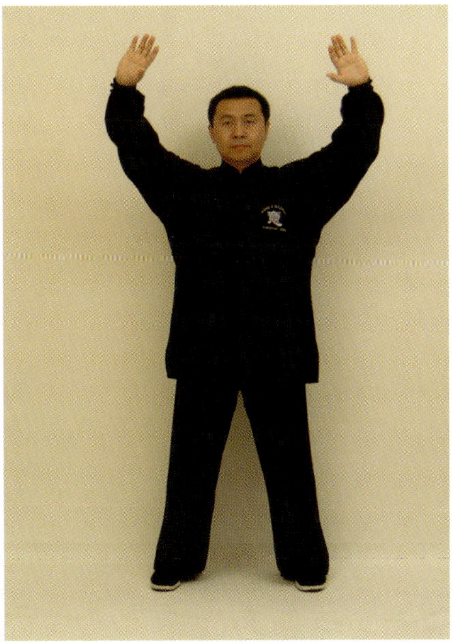

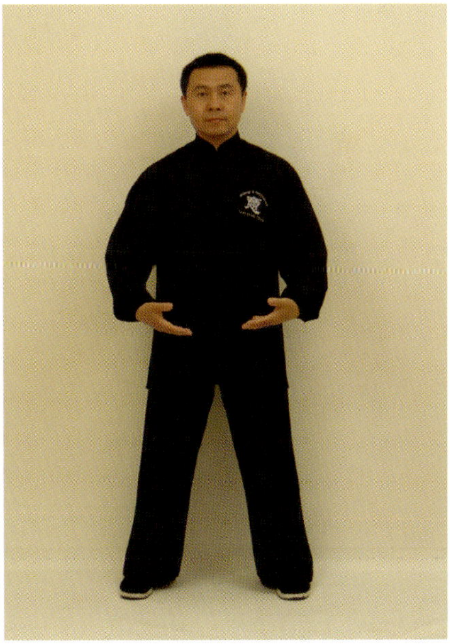

den. (Im Theorieteil sind die entsprechenden Beschwerden den Meridianen zugeordnet.)

Atem-Übung für den Lungen-Meridian
Mit der Einatmung wird der Atem (Qi) in der Vorstellung von den Daumen über die Arminnenseiten und Schultern bis zur Lunge gelenkt.
Mit der Ausatmung wird der Atem (Qi) in der Vorstellung von der Lunge über die Schultern, entlang der Arminnenseiten bis zu den Daumen gelenkt.

Atem-Übung für den Dickdarm-Meridian
Mit der Einatmung wird der Atem (Qi) in der Vorstellung von den Zeigefingern über die Armaußenseiten und Schultern bis zur Lunge gelenkt.
Mit der Ausatmung wird der Atem (Qi) in der Vorstellung von der Lunge über die Schultern und entlang der Armaußenseiten bis zu den Zeigefingern gelenkt.

Atem-Übung für Dickdarm- und Lungen-Meridian gemeinsam
Mit der Einatmung wird der Atem (Qi) in der Vorstellung von den Zeigefingern entlang der Armaußenseiten und über die Schultern bis zur Lunge gelenkt.
Mit der Ausatmung wird der Atem (Qi) in der Vorstellung von der Lunge über die Schultern und entlang der Arminnenseiten bis zu den Daumen gelenkt.

Übungen für Nieren- und Blasen-Meridian

Bewegung und Atmung:

- Die Ausgangsposition ist der schulterbreite Stand (Kaili Bu).
- Die Arme sind in Schulterhöhe weit geöffnet und werden in einem Bogen nach innen zur Brust bewegt. Die Handflächen zeigen zum Körper, die Arme deuten einen Kreis an.
- Mit der Einatmung streifen die Hände – mit den Fingerspitzen voran – unter den Achseln seitlich über den Brustkorb nach hinten, bis die Handrücken auf den Nieren liegen.
- Mit der Ausatmung massieren die Hände links und rechts entlang

der Wirbelsäule abwärts über den Punkt „Blase 23“ (beidseitig der Wirbelsäule in Taillenhöhe). Die Knie beugen sich.

Meridianatmung mit „Qi-Vorstellung“:
...für den Nieren-Meridian
Mit der Einatmung wird der Atem (Qi) in der Vorstellung vom Punkt „Niere 1“ (an den Fußsohlen) entlang der Beininnenseiten über die Leisten bis zu den Nieren gelenkt.
Mit der Ausatmung wird der Atem (Qi) in der Vorstellung von den Nieren über die Leisten und entlang der Beininnenseiten bis zum Punkt „Niere 1“ gelenkt.

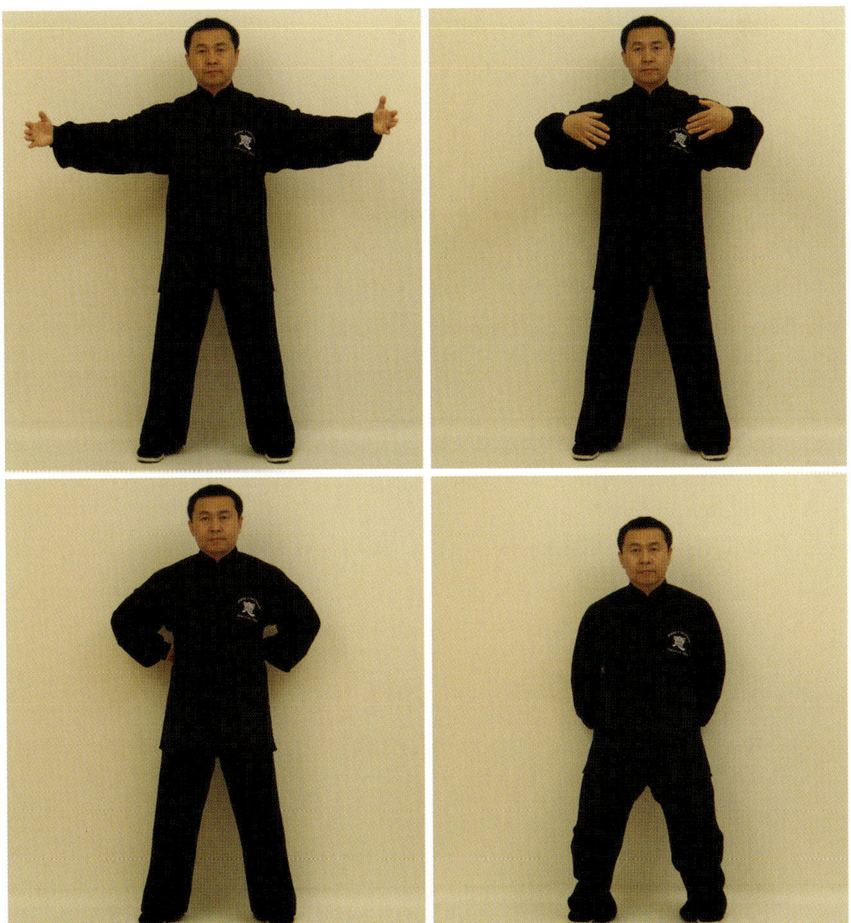

Übungen für Nieren- und Blasen-Meridian

...für den Blasen-Meridian

Das Einatmen erfolgt frei von Vorstellungen.

Mit der Ausatmung wird der Atem (Qi) in der Vorstellung von den Augenbrauen über Stirn, Hinterkopf, Nacken, links und rechts entlang der Wirbelsäule, über die Beinrückseiten bis zu den kleinen Zehen gelenkt.

...für Nieren- und Blasen-Meridian gemeinsam

Mit der Einatmung wird der Atem (Qi) in der Vorstellung vom Punkt „Niere 1" an den Beininnenseiten über die Leisten zu den Nieren gelenkt.

Mit der Ausatmung wird der Atem (Qi) in der Vorstellung vom Punkt „Blase 23" entlang der Beinrückseiten bis zu den kleinen Zehen gelenkt.

Übungen für Leber- und Gallenblasen-Meridian

Bewegung und Atmung:

- Die Ausgangsposition ist der schulterbreite Stand (Kaili Bu).
- Mit der Einatmung heben sich die Arme seitlich in einem großen Bogen vor den Körper. Die Arme überkreuzen sich, die Handflächen zeigen zur Brust: Die rechte Hand liegt an der linken Schulter, die linke Hand an der rechten Schulter.
- Mit der Ausatmung werden die Hände schräg nach unten bis zum Punkt „Leber 14" (Qimen – unterhalb der Brustwarze am Rippenbogen) auseinander gezogen. Die Handflächen ziehen weiter nach unten bis zu den Leisten. Dabei wird der Körper nicht berührt, sondern nach chinesischer Sicht „beleuchtet".

Meridianatmungen mit „Qi-Vorstellung":

...für den Leber-Meridian

Mit der Einatmung wird der Atem (Qi) in der Vorstellung von den Außenseiten der großen Zehen (neben der 2. Zehe) entlang der Beininnenseiten bis zum Punkt „Leber 14" (unterhalb der Brustwarze am Rippenbogen) gelenkt.

Mit der Ausatmung wird der Atem (Qi) in der Vorstellung vom Punkt „Leber 14" entlang der Beinvorderseiten bis zu den Außenseiten der großen Zehen (neben der 2. Zehe, Anfangspunkt des Lebermeridians) gelenkt.

… für den Gallenblasen-Meridian
Das Einatmen erfolgt frei von Vorstellungen.
Mit der Ausatmung wird der Atem (Qi) in der Vorstellung von den äußeren Augenwinkeln über die Schultern, Rippen und entlang der Beinaußenseiten bis zur vierten Zehe (neben der kleinen Zehe) gelenkt.

… für Leber- und Gallenblasen-Meridian gemeinsam
Mit der Einatmung wird der Atem (Qi) in der Vorstellung von den Außenseiten der großen Zehen (neben der zweiten Zehe) über die Beininnenseiten bis hoch zur Brust gelenkt.
Mit der Ausatmung wird der Atem (Qi) in der Vorstellung von den äußeren Augenwinkeln entlang der Außenseiten von Oberkörper und Beinen bis zur vierten Zehe gelenkt.

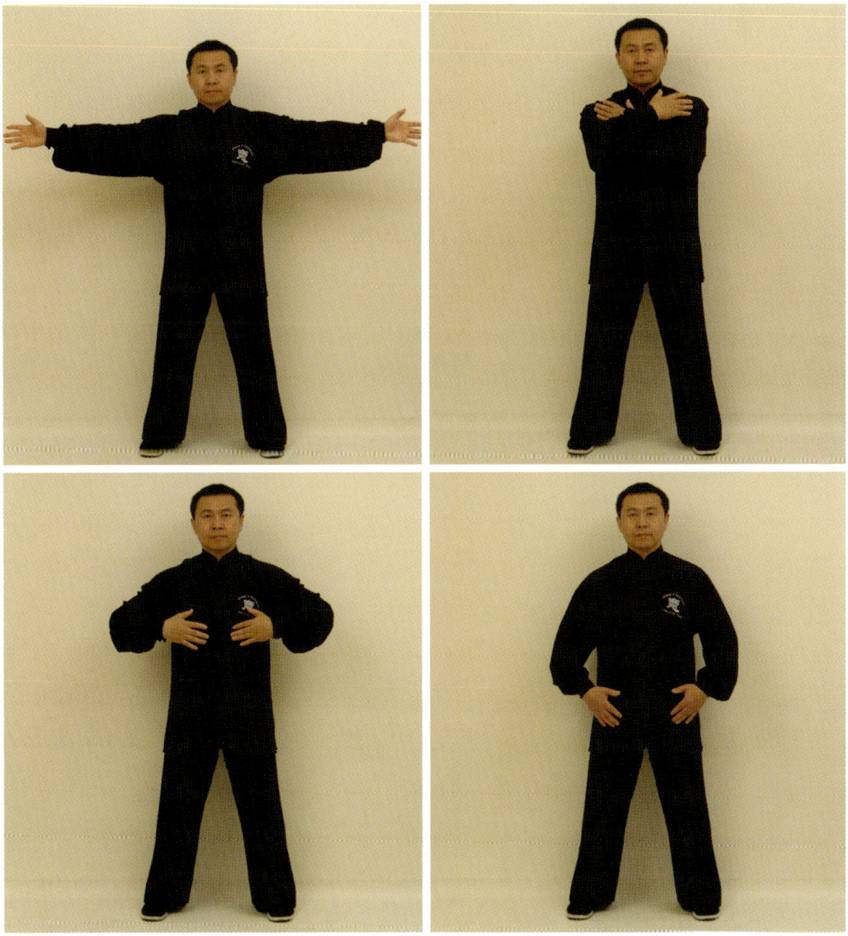

Übungen für Leber- und Gallenblasen-Meridian

Übungen für Herz- und Dünndarm-Meridian

Bewegung und Atmung:

- Die Ausgangsposition ist der schulterbreite Stand (Kaili Bu).
- Mit der Einatmung werden die Arme parallel zueinander vorne bis auf Schulterhöhe gehoben, die Handflächen zeigen nach oben. Die Arme sind fast gestreckt, die kleinen Finger leicht aufgerichtet.
- Mit der Ausatmung werden die Handflächen nach unten gedreht und die Arme langsam auf Bauchhöhe gesenkt.

Meridianatmung mit „Qi-Vorstellung“:
...für den Herz-Meridian
Mit der Einatmung wird der Atem (Qi) in der Vorstellung von den kleinen Fingern (Außenseite) über die Arminnenseiten bis zur Lunge gelenkt. Mit der Ausatmung wird der Atem (Qi) in der Vorstellung von der Lunge über die Arminnenseiten bis zu den kleinen Fingern gelenkt.

...für den Dünndarm-Meridian
Mit der Einatmung wird der Atem (Qi) in der Vorstellung von den klei-

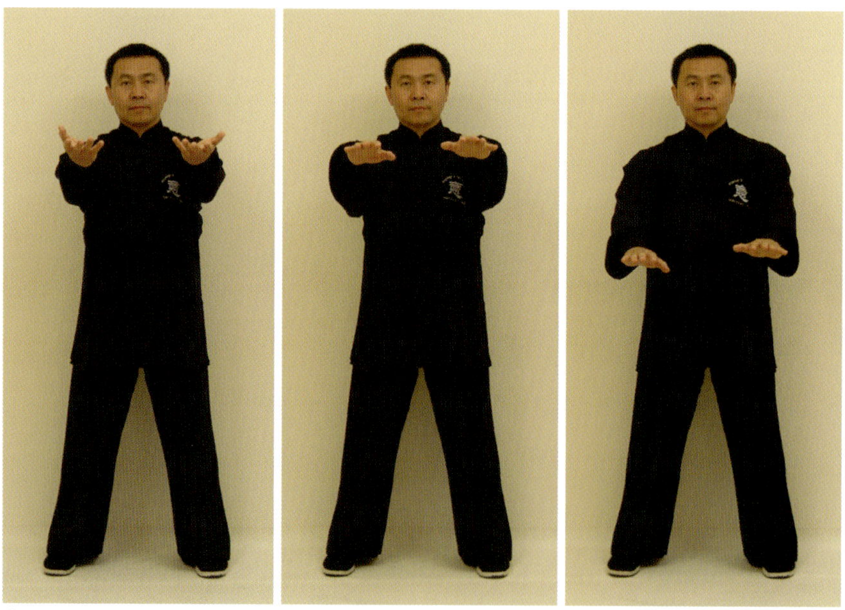

Übungen für Herz- und Dünndarm-Meridian

nen Fingern entlang der Armaußenseiten über die Schultern bis zur Lunge gelenkt.
Mit der Ausatmung wird der Atem (Qi) in der Vorstellung von der Lunge über die Schultern und entlang der Armaußenseiten bis zu den kleinen Fingern gelenkt.

...für Dünndarm- und Herz-Meridian gemeinsam
Mit der Einatmung wird der Atem (Qi) in der Vorstellung von den kleinen Fingern entlang der Armaußenseiten über die Schultern bis zur Lunge gelenkt.
Mit der Ausatmung wird der Atem (Qi) in der Vorstellung von der Lunge über die Schultern und entlang der Arminnenseiten bis zu den kleinen Fingern gelenkt.

Übungen für Milz- und Magen-Meridian

Bewegung und Atmung:
- Die Ausgangsposition ist der schulterbreite Stand (Kaili Bu).
- Mit der Einatmung werden die Arme langsam in einem Bogen über vorne nach oben gehoben, bis die Hände vor dem Gesicht sind. Die Handflächen zeigen zum Körper, die Ellbogen sinken leicht.
- Mit der Ausatmung bewegen sich die Hände mit Abstand zum Körper bis zu den Leisten.

Meridianatmung mit „Qi-Vorstellung“:
...für den Milz-Meridian
Mit der Einatmung wird der Atem (Qi) in der Vorstellung von den Innenseiten der großen Zehen (Akupunktur-Punkt „Verborgener Glanz“ siehe Milzmeridian-Skizze) über die Beininnenseiten bis zum Dantian (unter dem Bauchnabel) gelenkt.
Mit der Ausatmung wird der Atem (Qi) in der Vorstellung vom Dantian über die Beininnenseiten bis zu den Innenseiten der großen Zehen gelenkt.

...für den Magen-Meridian
Das Einatmen erfolgt frei von Vorstellungen.
Mit der Ausatmung wird der Atem (Qi) in der Vorstellung vom Schlüs-

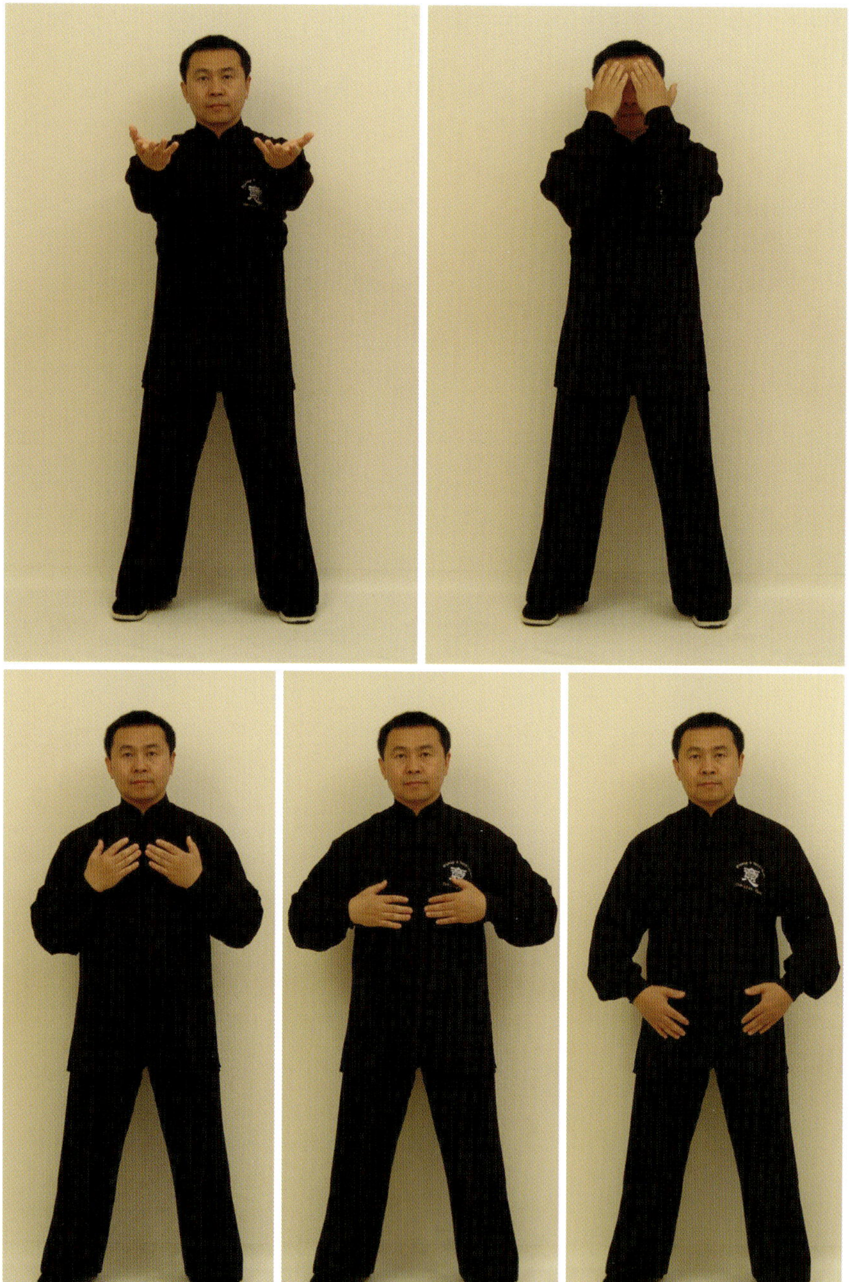

Übungen für Milz- und Magen-Meridian

selbein über Brust, Bauch und entlang der Beinvorderseiten bis zu den zweiten Zehen (neben den großen Zehen) gelenkt.

...für Milz- und Magen-Meridian gemeinsam I

Mit der Einatmung wird der Atem (Qi) in der Vorstellung von den Innenseiten der großen Zehen über die Beininnenseiten bis zum Dantian gelenkt.

Mit der Ausatmung wird der Atem (Qi) in der Vorstellung vom Dantian entlang der Beinvorderseiten bis zu den zweiten Zehen gelenkt.

...für Milz- und Magen-Meridian gemeinsam II

Mit der Einatmung wird der Atem (Qi) in der Vorstellung von den Innenseiten der großen Zehen über die Beininnenseiten, Bauch und Brust bis zu den Schlüsselbeinen gelenkt.

Mit der Ausatmung wird der Atem (Qi) in der Vorstellung von den Schlüsselbeinen über Brust und Bauch, entlang der Beinvorderseiten bis zu den zweiten Zehen gelenkt.

Übungen für Dreifachen-Erwärmer- und Herzbeutel-Meridian

Bewegung und Atmung:

- Die Ausgangsposition ist der schulterbreite Stand (Kaili Bu).
- Mit der Einatmung werden die Arme langsam vor dem Körper bis über den Kopf gehoben, die Handflächen zeigen dabei nach unten bzw. vorne.
- Mit der Ausatmung werden die Arme wieder über vorne gesenkt.

Meridianatmung mit „Qi-Vorstellung“:

...für den Dreifachen-Erwärmer-Meridian

Mit der Einatmung wird der Atem (Qi) in der Vorstellung von den Ringfingern entlang der Armaußenseiten und über die Schultern bis zur Lunge gelenkt.

Mit der Ausatmung wird der Atem (Qi) in der Vorstellung von der Lunge über die Schultern und entlang der Armaußenseiten bis zu den Ringfingern gelenkt.

...für den Herzbeutel-Meridian

Mit der Einatmung wird der Atem (Qi) in der Vorstellung von den Mittelfingern entlang der Arminnenseiten und über die Schultern bis zur Lunge gelenkt.

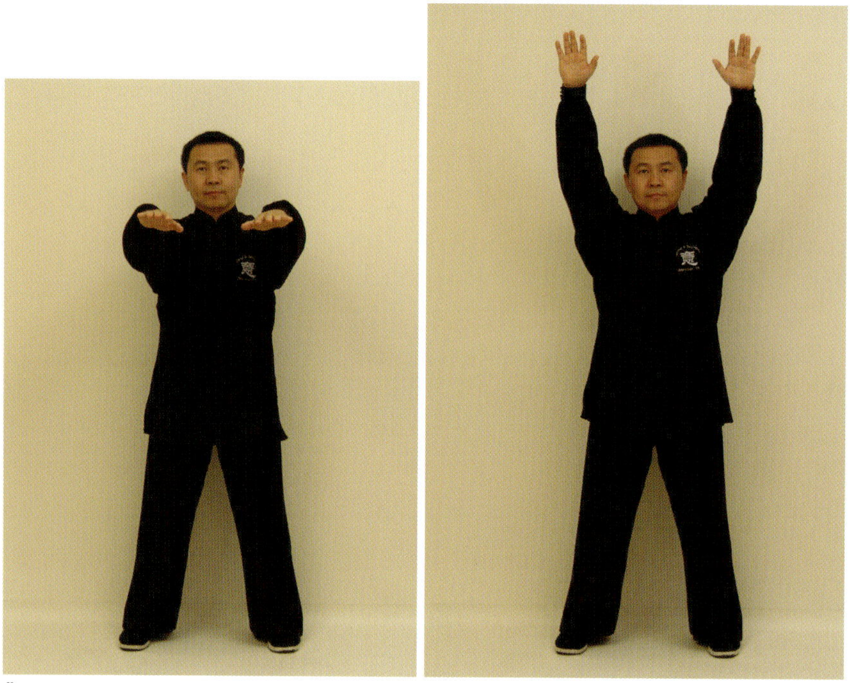

Übungen für Dreifachen-Erwärmer- und Herzbeutel-Meridian

Mit der Ausatmung wird der Atem (Qi) in der Vorstellung von der Lunge über die Schultern und entlang der Arminnenseiten bis zu den Mittelfingern gelenkt.

...für Dreifachen-Erwärmer- und Herzbeutel-Meridian gemeinsam
Mit der Einatmung wird der Atem (Qi) in der Vorstellung von den Ringfingern entlang der Armaußenseiten und über die Schultern bis zur Lunge gelenkt. Mit der Ausatmung wird der Atem (Qi) in der Vorstellung von der Lunge über die Schultern und entlang der Arminnenseiten bis zu den Mittelfingern gelenkt.

Alle **Meridianübungen** gemeinsam gelten als eigenständige Methode. Die Übungen vervollständigen einander optimal und können als ‚Set' trainiert werden. Man sollte diese Basisübungen beherrschen, bevor komplexere Abläufe trainiert werden.

Das medizinische Qigong mit den sechs Bewegungsformen (Organ-Qigong)

Im Qigong sollte man immer einen Schritt nach dem anderen tun. Es rächt sich, wenn man versucht, mit großen Sprüngen vorwärts zu kommen, aber manche Fähigkeiten noch nicht entwickelt sind.

Die zuvor beschriebenen Meridianübungen schaffen eine Basis, auf der man aufbauen kann. Durch sie lernt man, Bewegung, Atmung und Vorstellungskraft gemeinsam einzusetzen und so die Wirkung der einzelnen Übungen erheblich zu steigern. Auf dieser Grundlage kann man sich den nun folgenden vielschichtigeren Übungsformen zuwenden ...

Der weiße Kranich fliegt in den Himmel (Lungen-Dickdarm-Übung)

Ausgangsposition:

- Im parallelen, geschlossenen Stand (Binli Bu) einmal in Ruhe ein- und ausatmen.

Bewegung und Atmung:

- Das linke Bein macht einen großen Schritt nach links (zuerst die Fußspitze aufsetzen), gleichzeitig heben sich die Arme waagrecht zur Seite (die Handflächen zeigen nach unten). Die Arme gehen bis über den Kopf und deuten einen Kreis an (die Handflächen zeigen nach vorne).
  Dabei einatmen.
- Die Arme sinken über die Seiten bis auf Beckenhöhe (die Handflächen zeigen nach unten), zugleich die Knie beugen (Ma Bu).
  Dabei ausatmen.
- Das Gewicht verlagert sich auf das rechte Bein. Das linke Knie hebt sich, bis der Oberschenkel waagrecht ist. Gleichzeitig die Arme waagrecht zur Seite heben (die Handflächen zeigen nach oben).
  Dabei einatmen.
- Das linke Bein stellt sich langsam dicht neben das rechte. Gleichzeitig die Arme in einem Bogen über den Kopf und vor dem

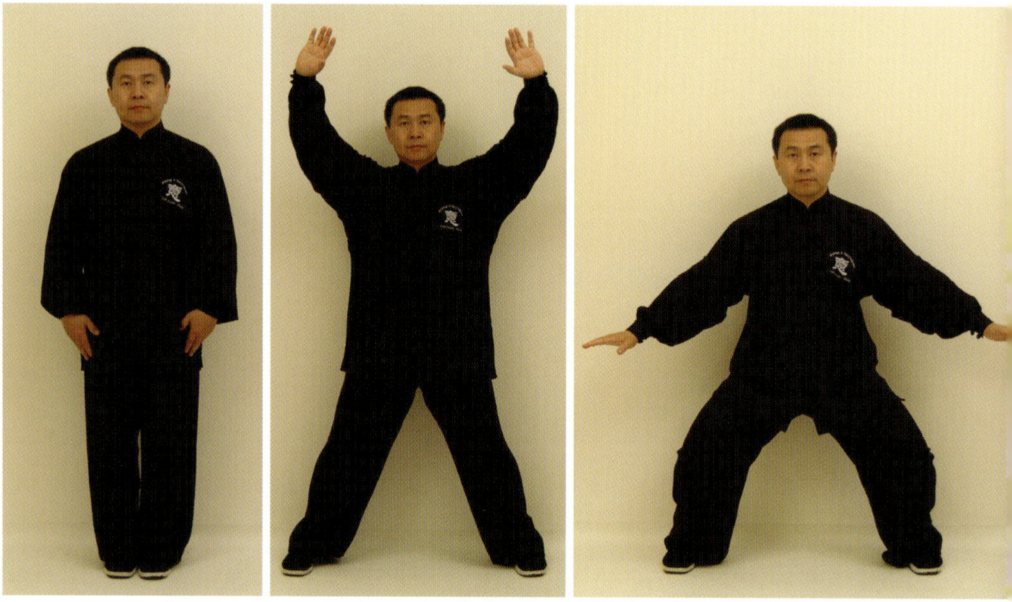

Lungen-Dickdarm-Übungen

Körper bis zum Dantian führen (die Handflächen zeigen nach unten, die Fingerspitzen zueinander).
Dabei ausatmen.

Vorstellungen:
Die Konzentration richtet sich auf ...
... Lunge und Dickdarm.
... Daumen und/oder Zeigefinger.
... den Qi-Fluss in den entsprechenden Meridianen (wie bei den Meridianübungen beschrieben).

Äußere Wirkungen:
- Stärkt Arm-, Schulter- und Beinmuskulatur sowie die Gelenke. Verbessert das Gleichgewicht.

Innere Wirkungen:
- Aktiviert Lungen- und Dickdarm-Meridian.
- Vergrößert den Brustkorb und damit die Lungenfunktion.
- Aktiviert das Lenkergefäß.

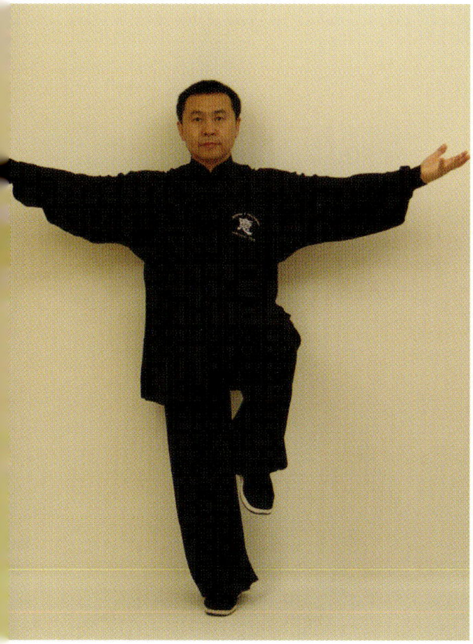
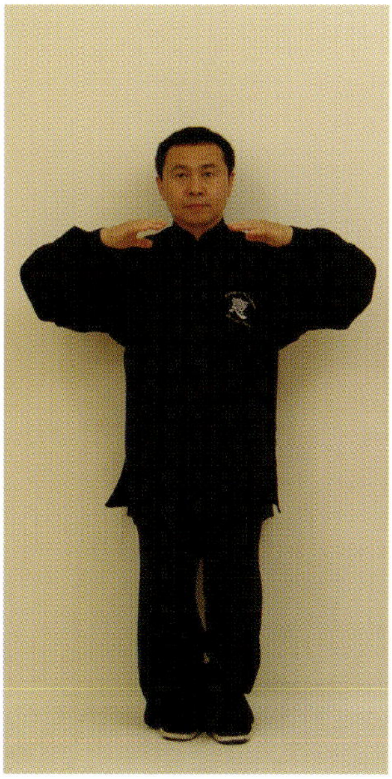
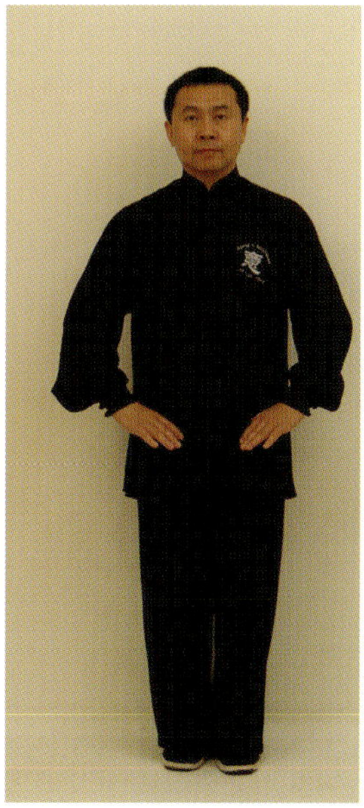

Tiger reiten und Bogen schießen (Nieren-Blase-Übung)

Ausgangsposition:

- Im parallelen, geschlossenen Stand (Binli Bu) einmal in Ruhe ein- und ausatmen.

Bewegung und Atmung:

- Das linke Bein macht einen großen Schritt nach links (zuerst die Fußspitze aufsetzen). Gleichzeitig heben sich die Arme waagrecht zur Seite und der Kopf dreht sich nach links (die Handflächen zeigen nach vorne).
- Die Arme deuten vor der Brust einen Kreis an (die Fingerspitzen schauen zueinander). Die Hände (mit den Fingerspitzen voran) führen unter den Achseln durch und seitlich am Brustkorb entlang nach hinten, bis die Handrücken links und rechts der Wirbelsäule liegen.
  Dabei einatmen.

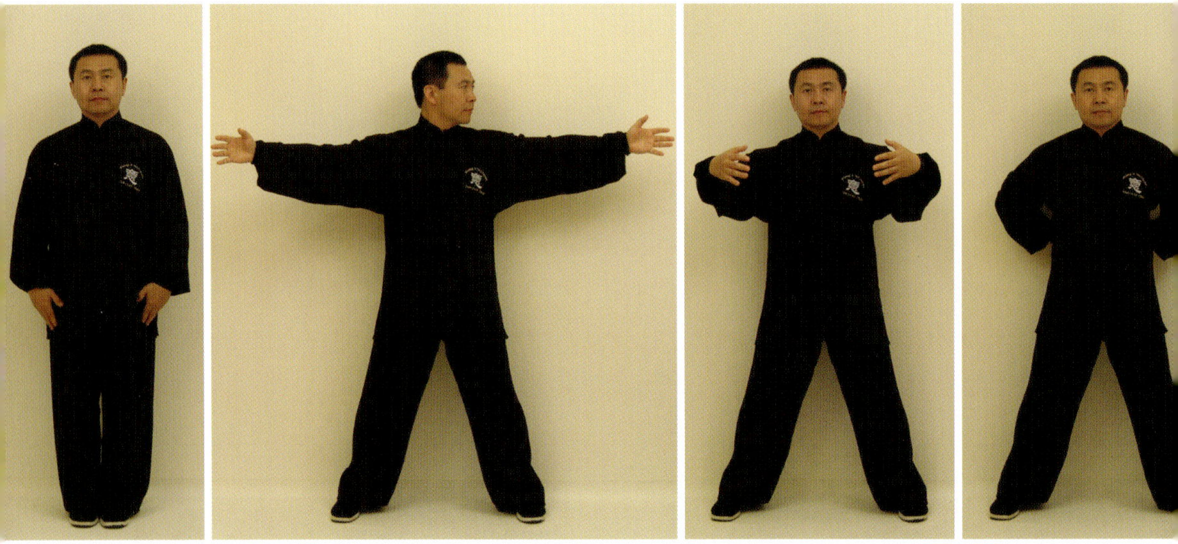

Nieren-Blase-Übungen

- Die Handrücken streichen massierend nach unten über die Punkte Blase 23 („Shensu“: zwischen erstem und zweitem Lendenwirbel, 1,5 Cun neben der Mittellinie des Rückens). Gleichzeitig die Knie beugen.
  Dabei ausatmen.
- Das Gewicht verlagert sich auf das rechte Bein, das linke streckt sich. Die Arme heben sich waagrecht zur Seite (die Handflächen zeigen nach vorne). Der Kopf dreht sich nach links.
  Dabei einatmen.
- Der Kopf dreht sich zur Mitte. Das linke Bein stellt sich langsam neben das rechte. Gleichzeitig sinken die Arme über vorne (die Handflächen zeigen nach unten, die Fingerspitzen zueinander) bis vor das Dantian.
  Dabei ausatmen.

Vorstellungen:

Die Konzentration richtet sich auf ...

... Nieren und Blase.

... die Fußsohlen und die kleinen Zehen.

... den Qi-Fluss in den entsprechenden Meridianen (wie bei den Meridianübungen beschrieben).

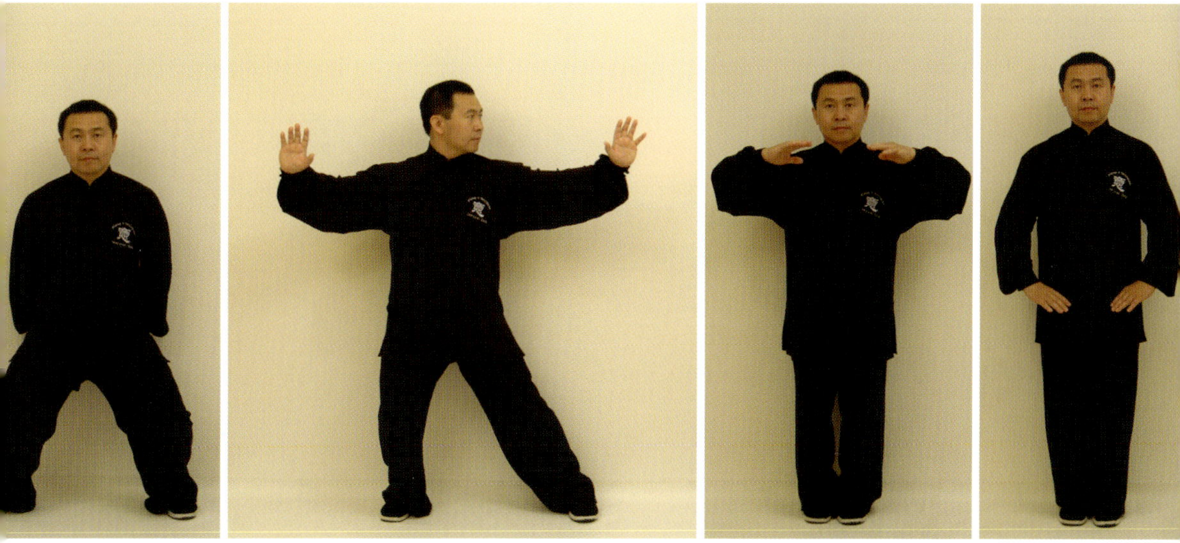

Äußere Wirkungen:

- Stärkt Arm-, Schulter-, Bein- und Rückenmuskulatur.

Innere Wirkungen:

- Aktiviert Nieren-, Blasen-, Herz- und Dünndarm-Meridian.
- Verbessert die Nierenfunktion und stärkt somit das Nieren-Qi.

Die faule Katze streckt sich (Leber-Gallenblasen-Übung)

Ausgangsposition:

- Im parallelen, geschlossenen Stand (Binli Bu) einmal in Ruhe ein- und ausatmen.

Bewegung und Atmung:

- Das linke Bein macht einen Schritt nach links (zuerst die Fußspitze aufsetzen). Gleichzeitig heben sich die Arme schulterbreit vorne bis über den Kopf (die Handflächen zeigen nach vorne). Dabei einatmen.
- Die Arme sinken schulterbreit über vorne bis auf Beckenhöhe (die

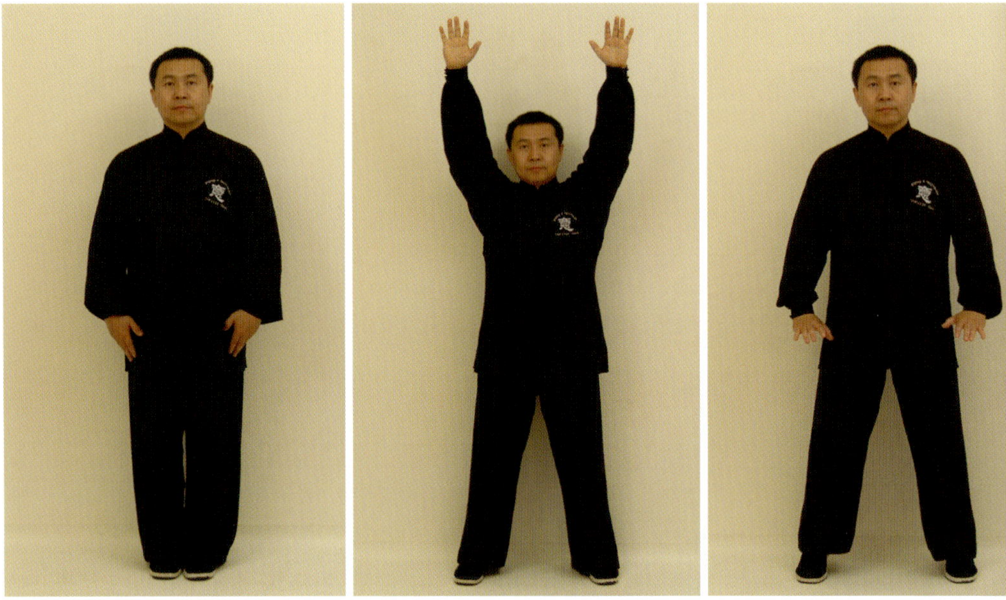

Leber-Gallenblasen-Übungen

Handflächen zeigen nach unten, die Fingerspitzen nach vorne). Wenn die Arme etwa auf Schulterhöhe sind, werden die Fersen gehoben und man steht auf den Zehenspitzen.
Dabei ausatmen.

- Die Fersen sinken und das Gewicht verlagert sich auf das rechte Bein, dabei öffnen sich die Arme waagrecht zu den Seiten (die Handflächen zeigen nach vorne).
Das linke Bein stellt sich neben das rechte. Gleichzeitig machen die Arme einen großen Kreis nach vorne, bis sie sich über der Brust kreuzen (die linke Hand ist innen, die Handflächen zeigen zum Körper).
Dabei einatmen.
- Die Hände werden schräg nach unten auseinander gezogen (mit der Vorstellung, als würde man Qi „eingießen"), die Handflächen sind über den Punkten „Leber 14" (Qimen).
Danach ziehen die Handflächen über Milz und Leber bis zu den Leisten (der Körper wird nicht berührt, sondern nach chinesischer Sicht „beleuchtet").
- Dabei ausatmen.

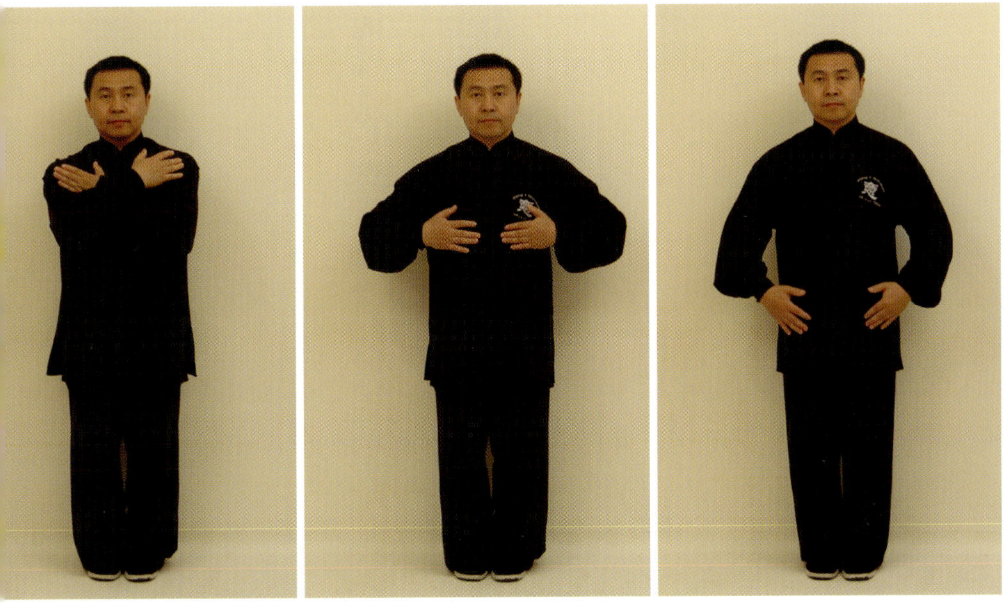

Vorstellungen:
Die Konzentration richtet sich auf ...
... Leber und Gallenblase.
... die großen Zehen und die vierten Zehen (neben den kleinen Zehen).
... den Qi-Fluss in den entsprechenden Meridianen (wie bei den Meridianübungen beschrieben).

Äußere Wirkungen:
- Stärkt Waden-, Arm- und Rückenmuskulatur.
- Kräftigt die Fußgelenke.
- Verbessert Gleichgewicht und Koordination.

Innere Wirkungen:
- Verringert die Leber-Hitze.
- Aktiviert Leber- und Gallenblasen-Meridian.
- Harmonisiert Leber- und Gallenblasen-Qi.

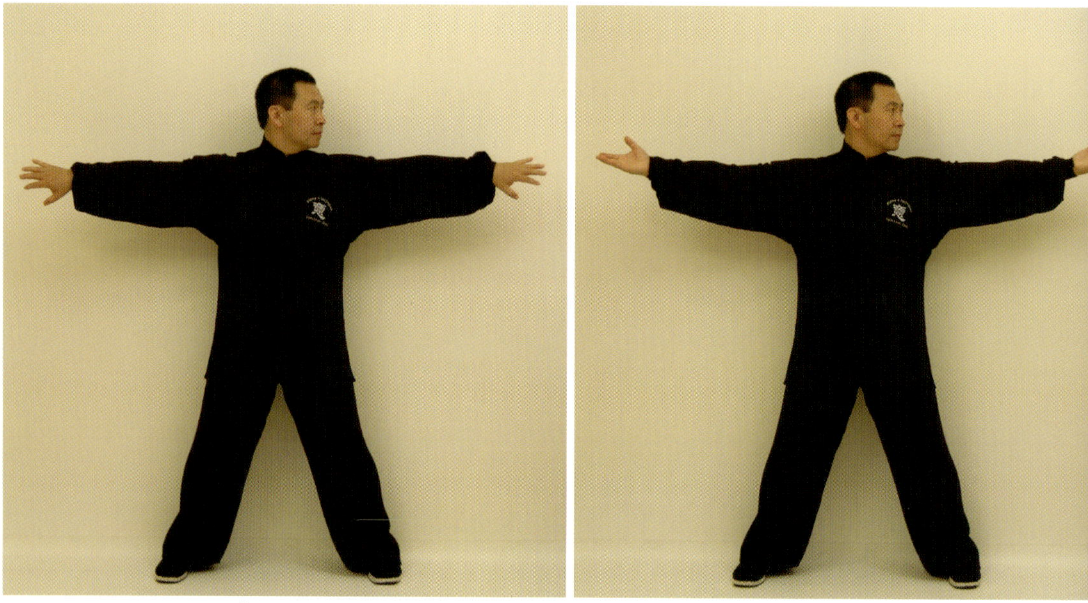

Herz-Dünndarm-Übungen

Das Himmelspferd reiten (Herz-Dünndarm-Übung)

Ausgangsposition:

- Im parallelen, geschlossenen Stand (Binli Bu) einmal in Ruhe ein- und ausatmen.

Bewegung und Atmung:

- Das linke Bein macht einen großen Schritt nach links (zuerst die Fußspitze aufsetzen). Dabei heben sich die Arme waagrecht über die Seiten bis auf Schulterhöhe (die Handflächen zeigen nach hinten, die kleinen Finger nach oben). Der Kopf dreht sich nach links. Die Ellbogen sind leicht gebeugt.
  Dabei einatmen.
- Die Handflächen drehen sich nach oben (die kleinen Finger sind leicht nach oben betont).
- Die Arme heben sich in einem Bogen über vorne bis auf Kopfhöhe, die Ellbogen sind leicht gebeugt. Die Hände bilden Fäuste, die Handrücken zeigen zueinander. Die Arme drücken leicht gebeugt

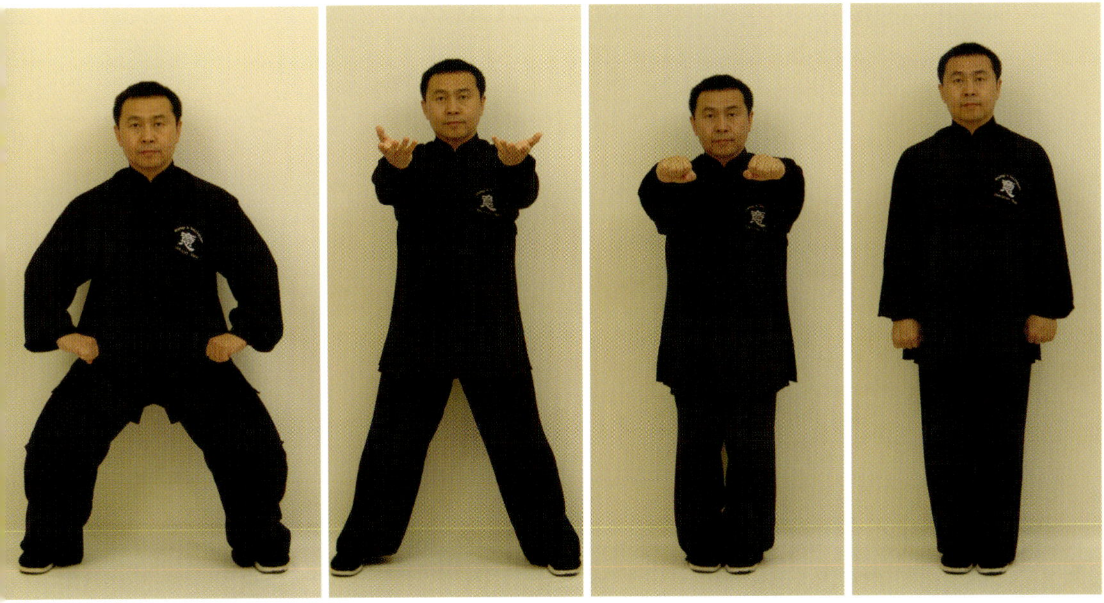

nach unten bis zum Dantian, die Knie beugen sich.
Dabei ausatmen.

- Die Fäuste öffnen sich und die Arme gehen parallel über vorne bis auf Schulterhöhe (die Handflächen zeigen nach oben, die kleinen Finger sind betont). Gleichzeitig die Beine wieder strecken (die Kniekehlen jedoch nicht ganz durchdrücken).
Dabei einatmen.
- Das Gewicht verlagert sich auf das rechte Bein und das linke Bein stellt sich zum rechten (mit leicht gebeugten Knien stehen bleiben). Gleichzeitig drehen sich die nach vorne gestreckten Arme nach unten, die Hände bilden wieder Fäuste. Die Arme sinken nach unten. Dabei die Beine langsam wieder strecken und ausatmen.

Qigong-Fäuste:
Wenn die Hände Fäuste bilden, liegen die Daumen über den Fingern. Die Aufmerksamkeit richtet sich dabei auf den Laogong-Punkt in der Mitte der Handflächen.

Vorstellungen:

Die Konzentration richtet sich auf ...

... Herz und Dünndarm.

... die kleinen Finger.

... den Qi-Fluss in den entsprechenden Meridianen (wie bei den Meridianübungen beschrieben).

Äußere Wirkungen:

- Stärkt Arm-, Bein- und Rückenmuskulatur.

Innere Wirkungen:

- Verringert die „Herz-Hitze". (Nach der Traditionellen Chinesischen Medizin ist die sogenannte „Herz-Hitze" ein häufig auftretendes Gesundheitsproblem. Durch das Beugen der Knie werden Lenkergefäß und Blasenmeridian aktiviert – und die Herz-Hitze abgesenkt.)
- Aktiviert Herz- und Dünndarm-Meridian.
- Verbessert die Kreislauffunktion.
- Beruhigt das Herz-Qi.

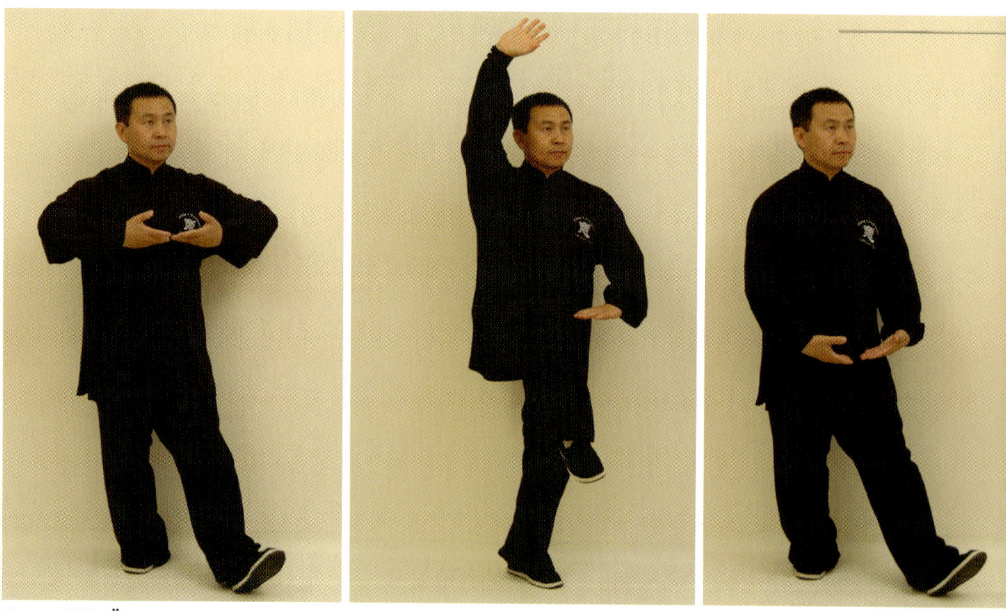

Magen-Milz-Übungen

Der goldene Hahn ist stolz darauf, auf einem Bein zu stehen (Magen-Milz-Übung)

Ausgangsposition

- Im parallelen, geschlossenen Stand (Binli Bu) einmal in Ruhe ein- und ausatmen.

Bewegung und Atmung:

- Der Oberkörper dreht sich leicht diagonal nach links, das linke Bein macht einen Schritt in diese Richtung (nur die Ferse aufsetzen). Das Gewicht bleibt auf dem rechten Bein. Gleichzeitig gehen die Hände vom Dantian bis auf Brusthöhe (die Handflächen zeigen nach oben, die Fingerspitzen zueinander).
  Dabei einatmen.
- Das Gewicht verlagert sich nach vorne auf das linke Bein, das rechte Knie hebt sich (der Oberschenkel ist waagrecht). Gleichzeitig geht der rechte Arm nach oben (die Handfläche zeigt nach oben als wolle sie „den Himmel stützen"). Die linke Hand dreht sich nach unten. Beide Arme ziehen weiter auseinander, bis der rechte Arm ganz nach oben gestreckt und die linke Hand auf Höhe des rechten Knies ist.

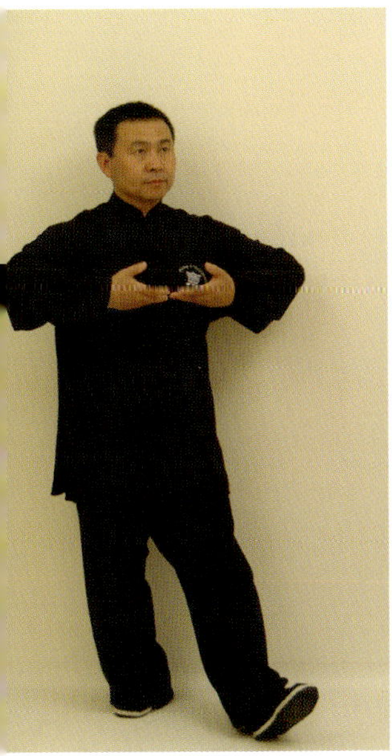

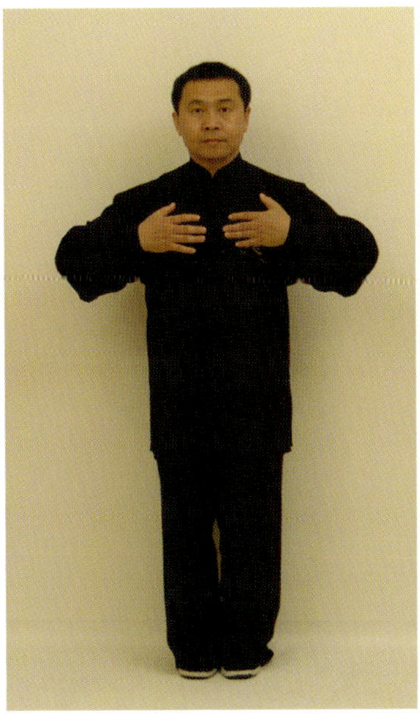

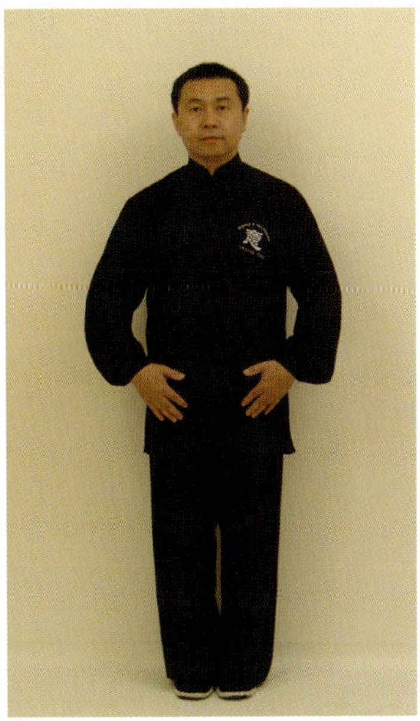

Dabei ausatmen.

- Das rechte Bein sinkt zurück in die Ausgangsposition (zuerst die Fußspitze aufsetzen). Das Gewicht verlagert sich auf das rechte Bein, die linke Fußspitze wird angehoben. Gleichzeitig geht der rechte Arm in einem Halbkreis über die Seite nach unten. Beide Arme heben sich vom Dantian bis in Brusthöhe (die Handflächen zeigen nach oben). Dabei einatmen.
- Das linke Bein stellt sich neben das rechte (dabei leicht in die Knie gehen). Langsam die Beine wieder strecken, gleichzeitig drehen sich die Handflächen zum Körper und ziehen abwärts zu den Leisten (ohne den Körper zu berühren). Dabei ausatmen.

Vorstellungen:
Die Konzentration richtet sich auf ...

... Milz und Magen.
... die großen Zehen und/oder die zweiten Zehen.
... den Qi-Fluss in den entsprechenden Meridianen (wie bei den Meridianübungen beschrieben).

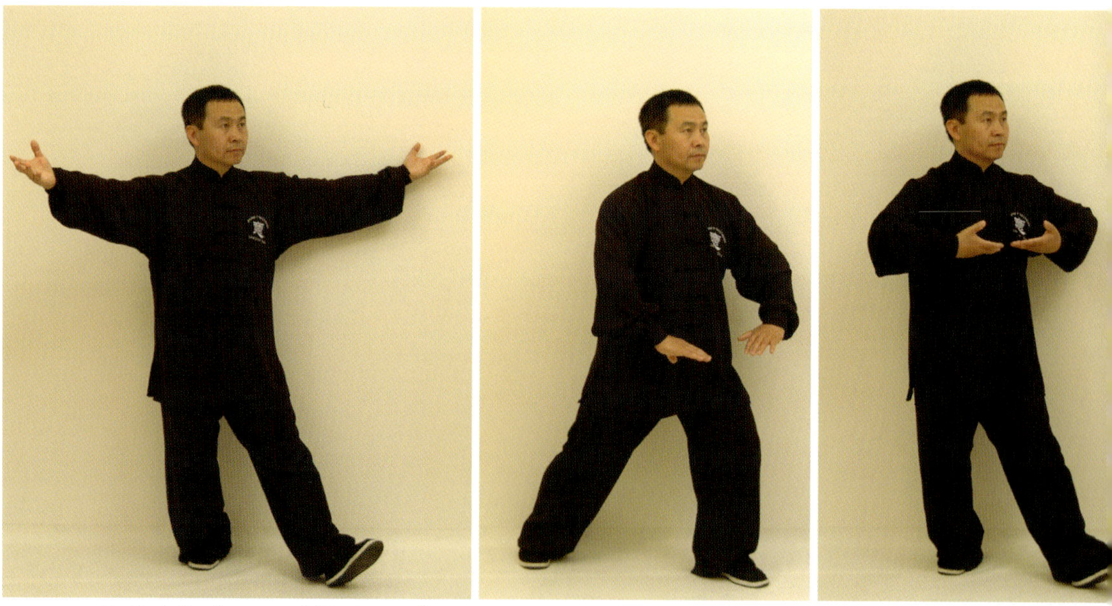

Dreifach-Erwärmer- und Herzbeutel-Übungen

Äußere Wirkungen:

- Stärkt Arm-, Bein- und Rückenmuskulatur.
- Verbessert das Gleichgewicht.

Innere Wirkungen:

- Vergrößert durch das Auseinanderziehen der Arme den Bauchraum, dadurch werden Milz und Magen gedehnt und massiert (Mittlerer Erwärmer).
- Aktiviert Milz- und Magen-Meridian.
- Verbessert die Verdauungsfunktion.
- Stärkt das Magen-Qi.

Mit den Händen den Himmel stützen (Dreifacher-Erwärmer- und Herzbeutel-Übung)

Ausgangsposition:

- Im parallelen, geschlossenen Stand (Binli Bu) einmal in Ruhe ein- und ausatmen.

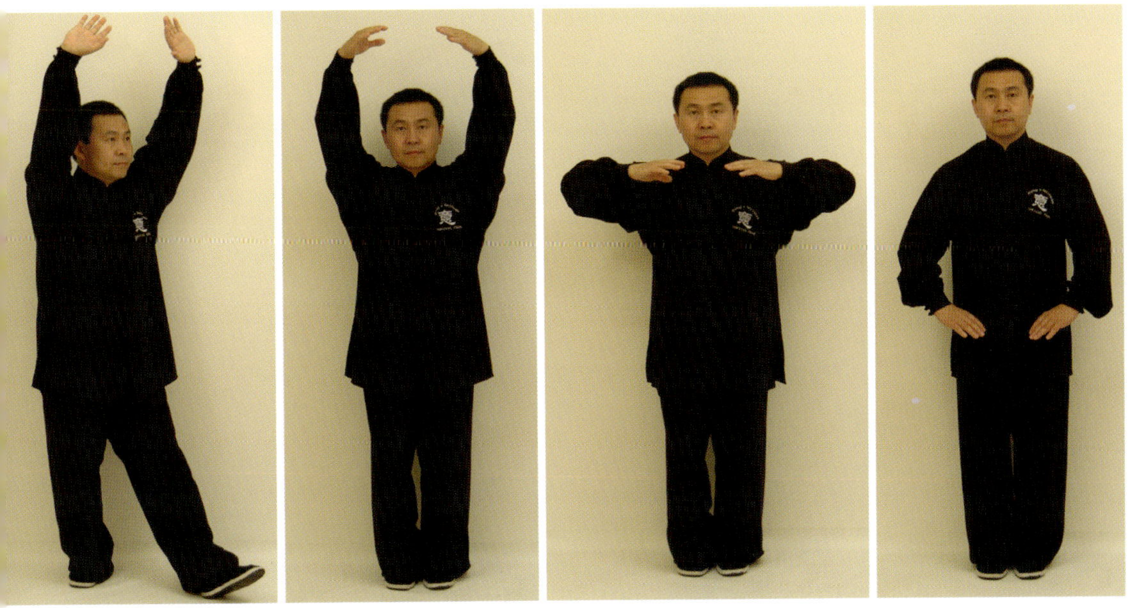

Bewegung und Atmung:

- Der Oberkörper dreht sich diagonal nach links, das linke Bein macht einen Schritt in diese Richtung (nur die Ferse aufsetzen). Das Gewicht bleibt auf dem rechten Bein. Zugleich heben sich beide Arme seitlich bis auf Schulterhöhe (die Handflächen zeigen nach oben).
  Dabei einatmen.
- Das Gewicht verlagert sich auf das linke Bein nach vorne, gleichzeitig ziehen die Arme in einem Bogen über Gesicht und Oberkörper bis vor das Dantian (die Handflächen zeigen nach unten).
  Dabei ausatmen.
- Das Gewicht verlagert sich wieder auf das rechte Bein (die linke Fußspitze hebt sich). Gleichzeitig gehen die Arme hoch zur Brust (die Handflächen zeigen nach oben). Die Handflächen drehen dort nach außen und die Arme heben sich (schulterbreit geöffnet) bis über den Kopf.
  Dabei einatmen.
- Das linke Bein stellt sich zum rechten, der Körper dreht sich wieder zur Mitte. Die Handflächen drehen sich nach unten, die Arme drücken vor dem Oberkörper abwärts bis zu den Leisten.
  Dabei ausatmen.

Vorstellungen:

Die Konzentration richtet sich auf ...

... den Dreifachen Erwärmer und den Herzbeutel.

... Mittel- und Ringfinger.

... den Qi-Fluss in den entsprechenden Meridianen (wie bei den Meridianübungen beschrieben).

Äußere Wirkungen:

- Stärkt Arm-, Schulter-, Bein- und Rückenmuskulatur.
- Mobilisiert die Halswirbelsäule.

Innere Wirkungen:

- Aktiviert Dreifachen-Erwärmer- und Herzbeutelmeridian durch das Heben der Arme.
- Senkt das gesamte Qi ab (durch das Nach-unten-Drücken der Arme).

Die sechs heilenden Laute (Liu Zi Jue)

Die Übungsform der „sechs heilenden Laute“ gehört zu den Übungen in Bewegung. Kombiniert mit der Vorstellung und Atmung gibt der Übende hörbar Töne von sich – die sogenannten „heilenden Laute“. Diese Methode gleicht einer Art Gesang und lässt sich bis ca. 200 n. Chr. zurückverfolgen.

Der König der Medizin

Der Hauptvertreter der „sechs heilenden Laute“ war der Arzt Sun Simiao (581 – 682 n. Chr.) aus der Tang-Dynastie. Der berühmte Daoist gilt in der chinesischen Geschichte bis heute als „König der Medizin“.
Für Sun Simiao war die moralische Integrität eines Arztes bei der Behandlung die wichtigste Voraussetzung für die Ausübung dieses Berufs. Er legte sehr großen Wert auf die Vorbeugung von Krankheiten durch gesundheitsförderndes Training, gesundes Essen sowie einen guten psychischen Zustand. Der Mediziner war selbst das beste Beispiel für die Wirksamkeit seiner Lehre: Während die durchschnittliche Lebenserwartung zu jener Zeit bei höchstens 40 Jahren lag, wurde er über hundert.

Sein bedeutendstes Buch heißt „Die tausend goldenen Rezepte“. Der Titel deutet an, dass ein Arzt, der Leben retten kann, so wertvoll ist wie „tausend Kilogramm Gold“. In dem Werk sind über achttausend Rezepte gesammelt und über achthundert Kräuter analysiert. Es ist in Ostasien weithin bekannt und findet noch heute an Universitäten und Hochschulen Verwendung als eines der Standardlehrbücher für Traditionelle Chinesische Medizin. Darin sind auch die „sechs heilenden Laute“ in ihrer jeweiligen Funktion beschrieben. Die besondere Bedeutung liegt in der Stärkung und positiven Beeinflussung einzelner innerer Organe. Gemeinsam mit bestimmten Vorstellungen und Bewegung wird so der Qi-Fluss im Körper gelenkt.

Die Ausgangsposition:
Beide Füße stehen parallel und schulterbreit nebeneinander, die Arme hängen entspannt, die Handflächen zeigen zum Körper.

Die Vorbereitung:

- Beide Arme heben sich langsam über die Seiten, bis die Hände über dem Kopf sind (die Handflächen zeigen zuerst nach unten, ab Schulterhöhe nach vorne, dann zueinander).
  Dabei einatmen.

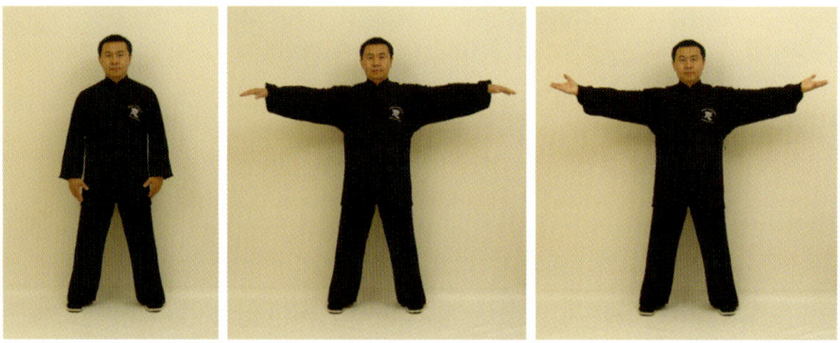

- Beide Arme drücken vor dem Körper abwärts bis zum Unterbauch (die Handflächen zeigen nach unten).
  Dabei ausatmen.

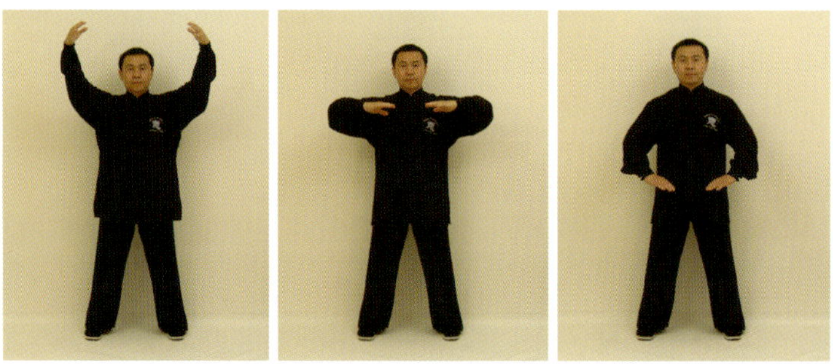

- Sechsmal wiederholen.

Leber-Gallenblase: Xu

- Beide Arme heben sich langsam zu einem Bogen geformt über vorne bis auf Schulterhöhe (die Handflächen zeigen zum Körper).

Danach ziehen beide Hände zum Körper und das Gewicht verlagert sich nach hinten.
Dabei einatmen.

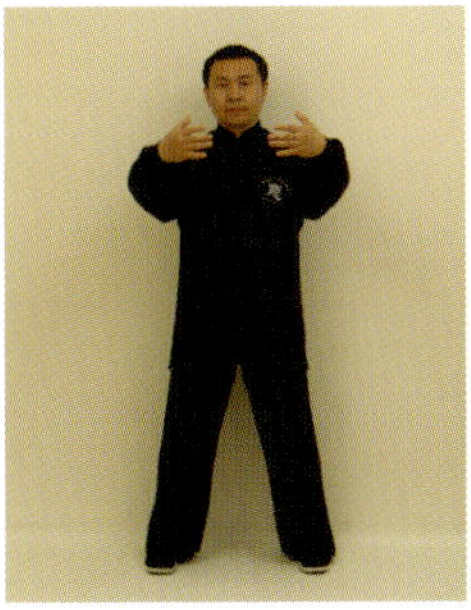
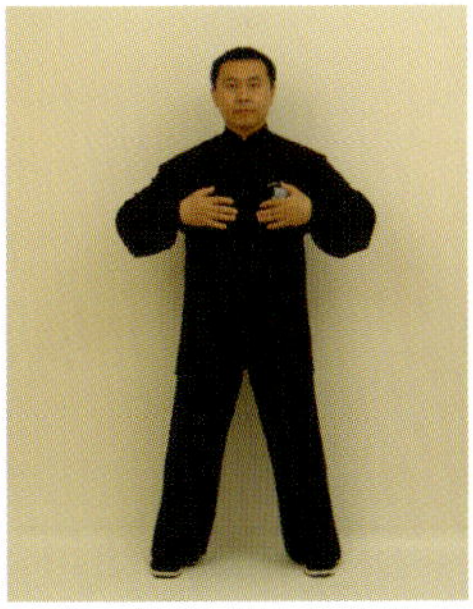
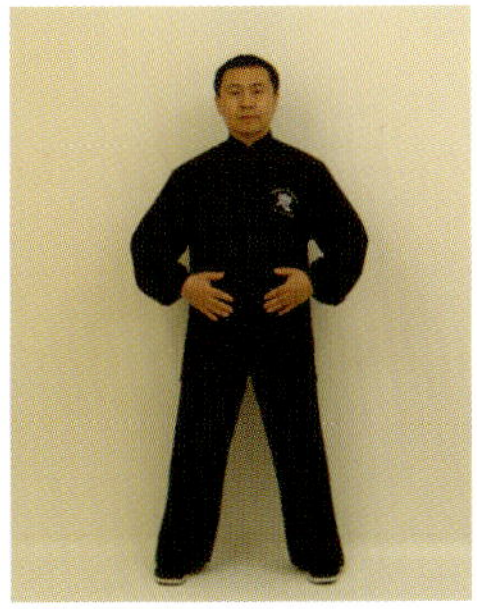

- Die Hände bewegen sich abwärts bis zu den Leisten (die Handflächen zeigen zum Körper). Dabei ausatmen und zugleich den Laut „Xu“ (sprich: „schü“) sprechen. Das Gewicht verlagert sich wieder nach vorne.
- Sechsmal wiederholen.

Herz-Dünndarm: Ke

- Beide Arme heben sich langsam über die Seiten bis über den Kopf: Bis auf Schulterhöhe zeigen die Handflächen nach unten, ab dort nach oben, dann zueinander. Die Arme deuten einen Kreis an. Dabei einatmen und das Gewicht nach hinten verlagern.
- Die Hände drücken vor dem Körper abwärts bis zum Unterbauch (die Handflächen zeigen nach unten).
  Dabei ausatmen und zugleich den Laut „Ke“ sprechen. Das Gewicht verlagert sich wieder nach vorne.
- Sechsmal wiederholen.

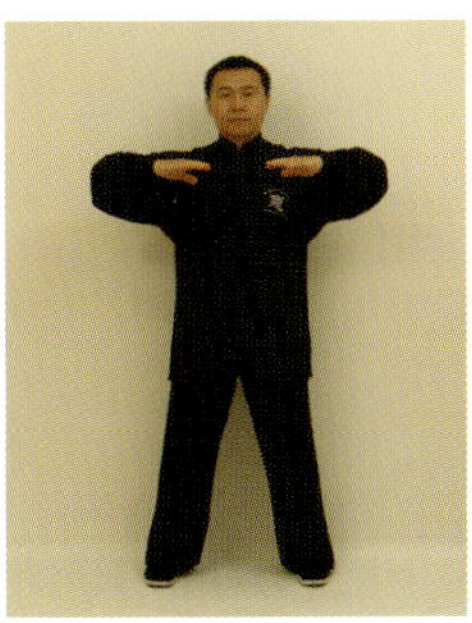
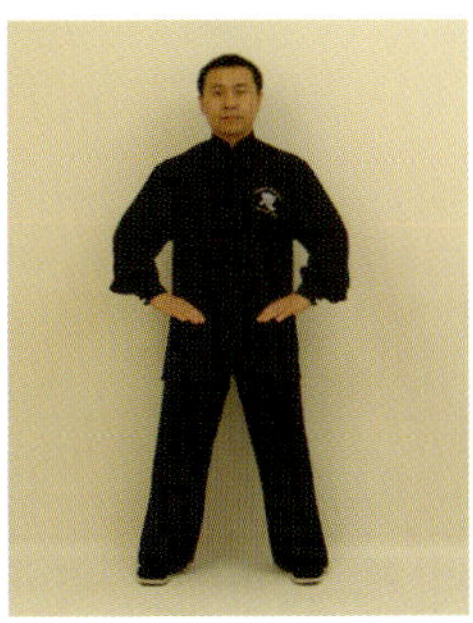

Milz-Magen: Hu

- Beide Hände heben sich langsam bis auf Brusthöhe (die Ellbogen sind gebeugt, die Handflächen zeigen nach oben).
  Dabei einatmen und das Gewicht nach hinten verlagern.
- Die rechte Handfläche dreht sich nach außen, die linke nach unten. Der rechte Arm schiebt nach oben, der linke drückt abwärts zum Oberschenkel.
  Dabei ausatmen und zugleich den Laut „Hu“ sprechen. Das Gewicht verlagert sich wieder nach vorne.
- Die rechte Handfläche dreht zum Körper und sinkt langsam vor dem Gesicht und dem Oberkörper nach unten bis zum Oberschenkel (ab der Brusthöhe zeigen die Fingerspitzen nach unten).
  Dabei natürlich atmen und das Gewicht in die Mitte verlagern.
- Die Seite wechseln und jeweils dreimal wiederholen.

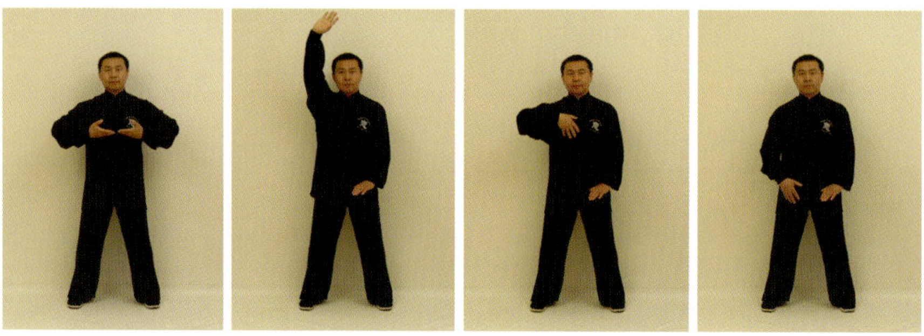

Lunge-Dickdarm: Si

- Beide Hände heben sich langsam vor dem Körper bis auf Brusthöhe (die Handflächen zeigen nach oben, die Fingerspitzen zueinander).
  Dabei einatmen und das Gewicht nach hinten verlagern.
- Beide Hände öffnen sich nach vorne (die Fingerspitzen zeigen nach oben). Die Handflächen schieben auf Brusthöhe auseinander zu den Seiten, bis die Arme fast durchgestreckt sind (die Handflächen sind leicht aufgestellt, die Fingerspitzen zeigen nach oben).
  Dabei ausatmen und den Laut „Si“ sagen. Das Gewicht verlagert sich wieder nach vorne.

- Beide Arme sinken langsam über die Seiten bis zu den Oberschenkeln.
  Dabei natürlich atmen und das Gewicht in die Mitte verlagern.
- Sechsmal wiederholen

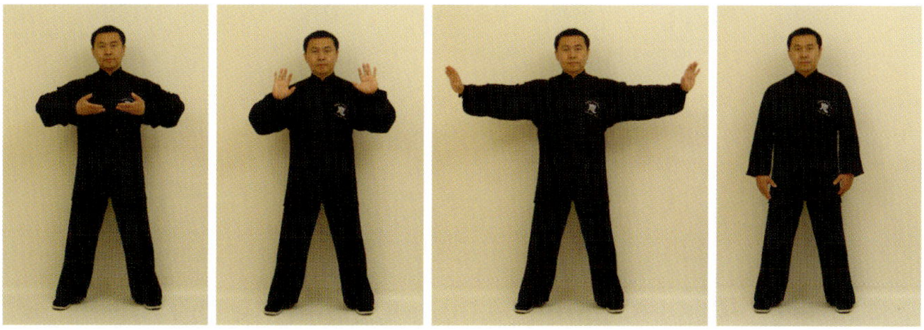

Nieren-Blase: Chui

- Die Arme heben sich in einem Bogen über die Seiten bis vor die Brust (die Handflächen zeigen zum Körper, die Fingerspitzen zueinander). Die Hände ziehen (mit den Fingerspitzen voran) unter den Achseln seitlich am Brustkorb entlang nach hinten, bis die Handrücken links und rechts an der Wirbelsäule liegen. Die Hände gleiten nach unten und streichen über den Shenshu-Punkt (Blase 23: zwischen erstem und zweitem Lendenwirbel, 1,5 Cun neben der Wirbelsäule). Dabei bilden die Daumen und Zeigefinger ein „Tigermaul".

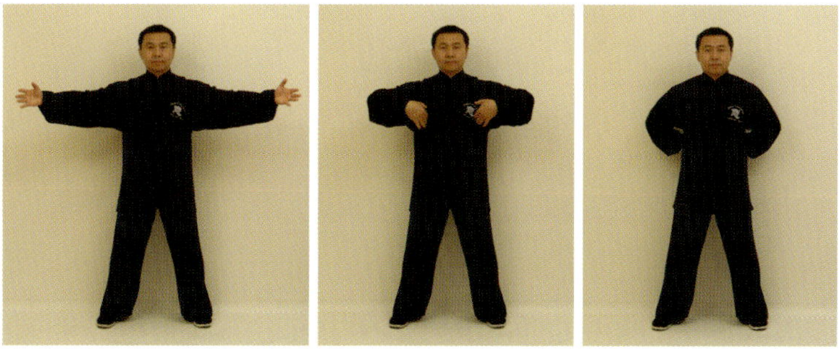

- Die Arme heben sich wieder über vorne nach oben und deuten einen Kreis an (die Fingerspitzen zeigen zueinander).
  Dabei einatmen.
- Mit aufrechtem Oberkörper langsam die Knie beugen.
  Dabei ausatmen und den Laut „Chui“ (sprich: „tschui“) sprechen.

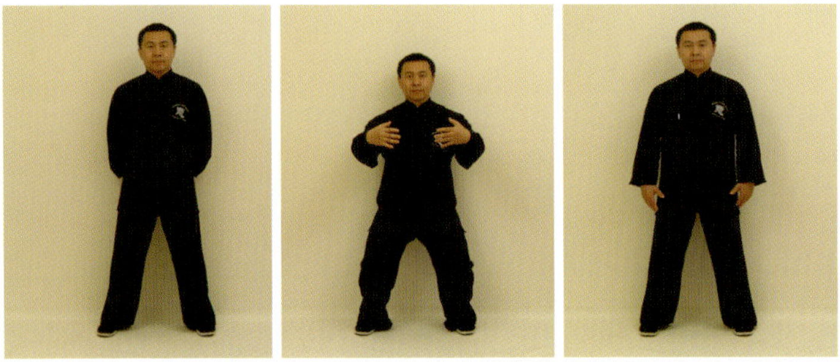

(Die Arme bleiben dabei oben).
- Die Beine wieder strecken und in die Ausgangsposition kommen.
  Dabei natürlich atmen.
- Sechsmal wiederholen.

Dreifacher Erwärmer: Xi

- Beide Hände langsam vor dem Körper bis vor die Brust heben (die Ellbogen sind angewinkelt, die Handflächen zeigen nach oben).
  Dabei einatmen und das Gewicht nach hinten verlagern.
- Beide Handflächen drehen sich nach außen, die Arme heben sich über den Kopf.
  Dabei ausatmen und den Laut „Xi“ (sprich: „schi“) sprechen.

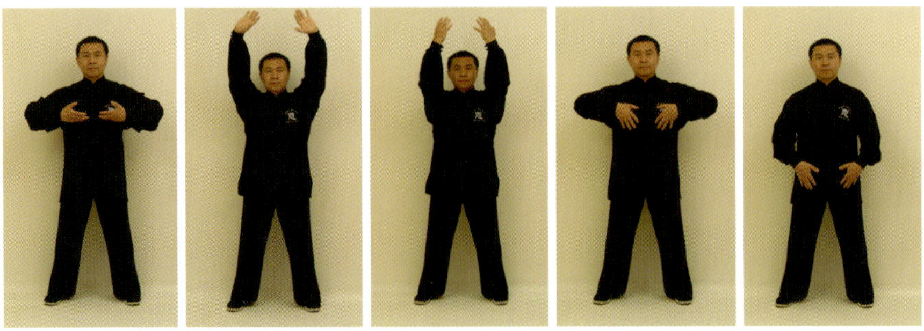

Das Gewicht verlagert sich nach vorne.

- Beide Handflächen drehen zum Körper und sinken langsam über Gesicht und Oberkörper bis zu den Oberschenkeln (ab Brusthöhe zeigen die Fingerspitzen nach unten).
- Sechsmal wiederholen.

Die korrekte Aussprache der Laute können Sie als mp3-Sound-Datei im Internet anhören: www.jumin.at

Der Abschluss:
Am Ende der „sechs heilenden Laute" dieselbe Übung wie zur Vorbereitung machen.

Die Vorstellungen:
Für das Qigong der sechs heilenden Laute gelten dieselben Hinweise wie bei den entsprechenden Meridianübungen.

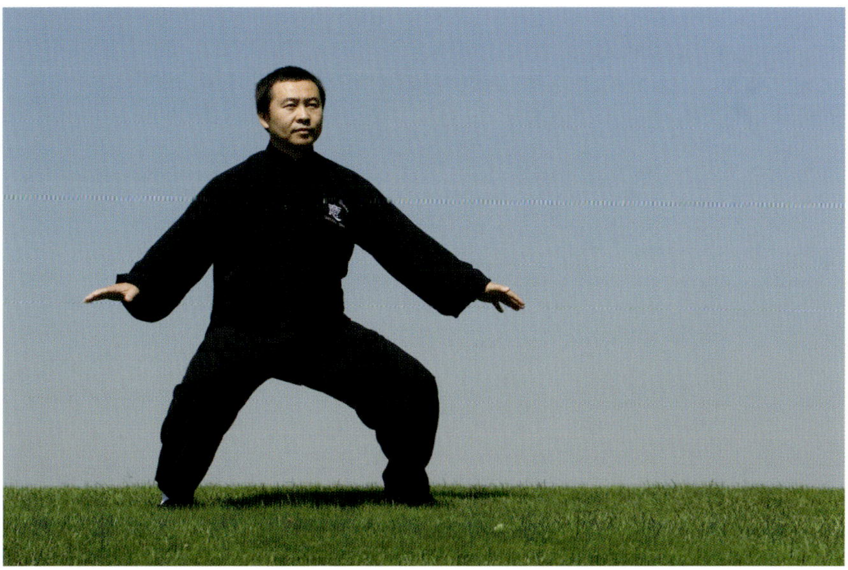

Die Selbstmassage: Augen, Nase und Ohren

Die Massage der Augen

- Die Daumen an die Schläfen legen und mit den Zeigefingergelenken die Augenbrauen von innen nach außen mit Druck massieren. Anschließend unterhalb der Augen mit den Zeigefingergelenken von innen nach außen über das Jochbein streichen. Stets zwischen der Massage über die Augenbrauen und der über das Jochbein abwechseln: rund zehnmal wiederholen.

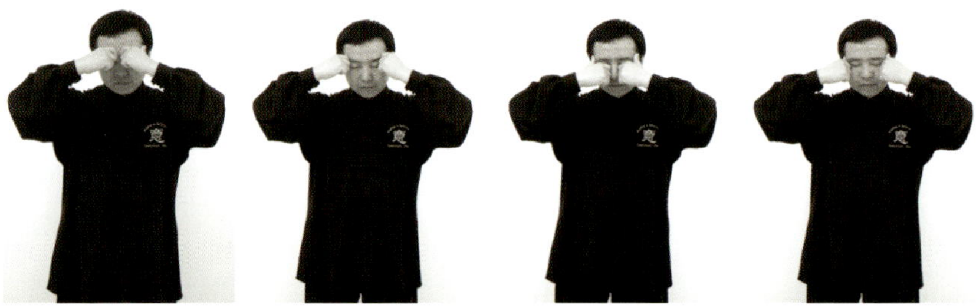

- Die Zeigefingerkuppen kreisen auf dem Punkt „Magen 1" (Chengqi) am Jochbein: achtmal nach rechts, achtmal nach links. (Der Punkt „Magen 1" befindet sich bei geradem Blick ungefähr zeigefingerbreit unter der Pupille, knapp oberhalb des Jochbeinrands.)
- Daumen und Zeigefinger an der Nasenwurzel gegeneinander drükken: achtmal in die eine, achtmal in die andere Richtung kreisen.

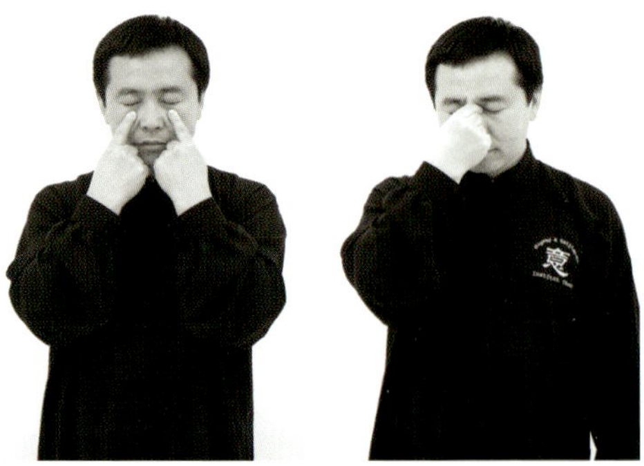

Die Massage der Nase

- Mit den Daumenknöcheln und leichtem Druck entlang der Nasenseiten bis zu den Augen massieren – dabei einatmen. Beim Abwärtsstreichen ausatmen. Mehrmals wiederholen.
- Mit den Zeigefingerspitzen leicht rechts und links neben den Nasenflügeln (in der kleinen Vertiefung) den Punkt „Dickdarm 20" (Yingxiang) drücken: achtmal mit und achtmal gegen den Uhrzeigersinn kreisend massieren. Mehrmals wiederholen.

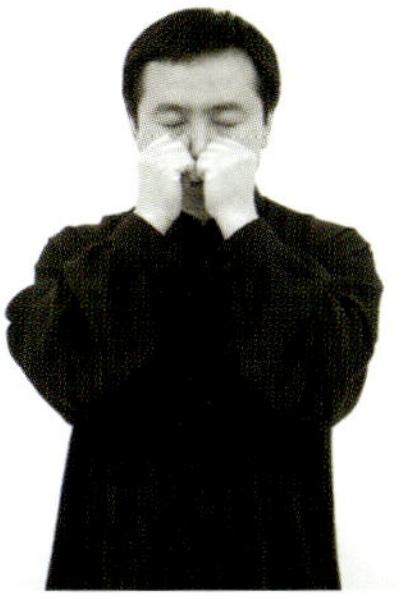
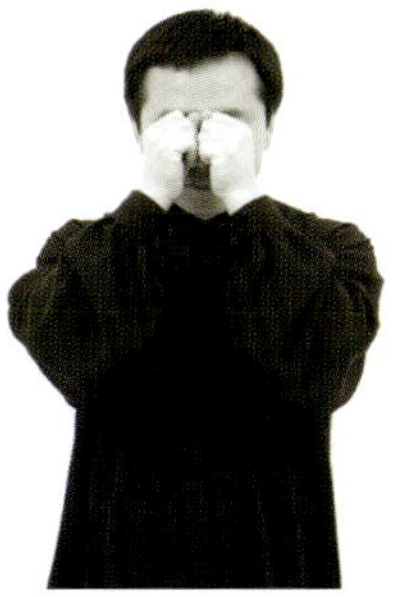
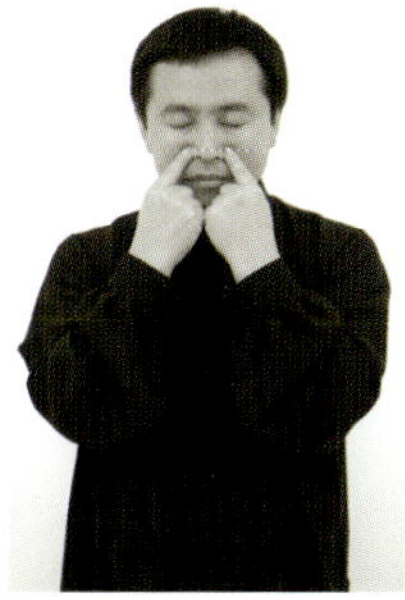

- Die Daumenknöchel rechts und links neben die Nasenflügel auf den Punkt „Dickdarm 20" (Yingxiang) legen. Den Kopf nach links drehen, das linke Nasenloch zuhalten und tief durch das rechte Nasenloch einatmen. Anschließend den Kopf zur Mitte drehen, beide Nasenlöcher offen lassen und ausatmen. Nun den Kopf nach rechts drehen, das rechte Nasenloch zuhalten und tief durch das linke Nasenloch einatmen. Den Kopf wieder zur Mitte drehen, beide Nasenlöcher offen lassen und dabei ausatmen. Mehrmals wiederholen.

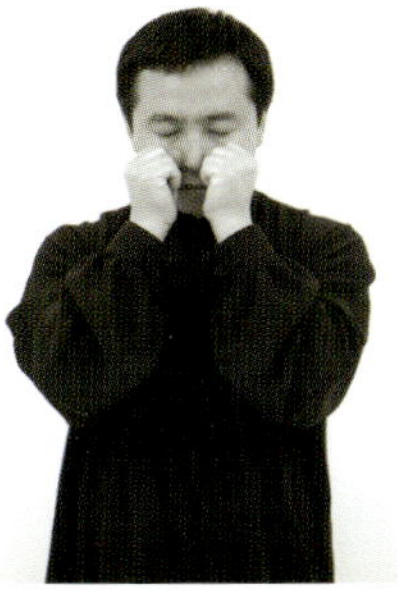
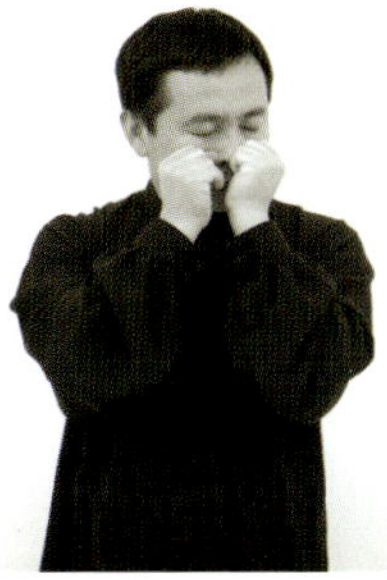
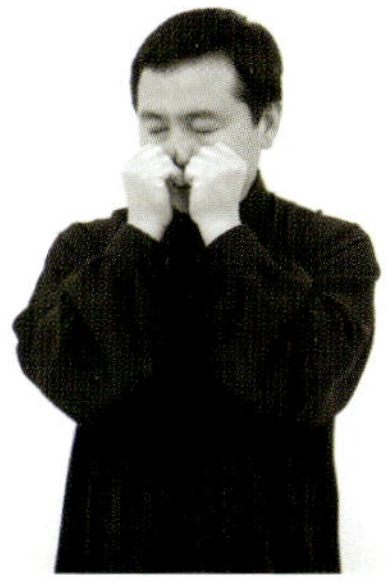

Die Massage der Ohren

- Die Handflächen zum Erwärmen aneinander reiben, anschließend auf die Ohren drücken und wieder lösen.
  Rund zehnmal wiederholen.

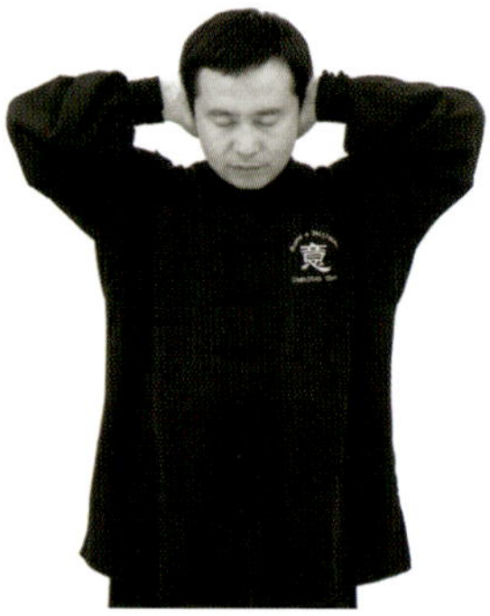
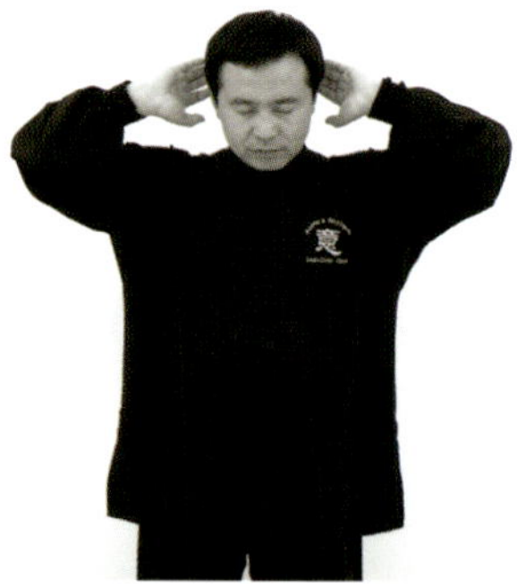

- Die Zeigefinger auf die Mittelfinger legen und die Handflächen an die Ohren drücken. Nun die Zeigefinger auf das „Jadekissen“, den Punkt „Blase 9“ (Yu Zhen) abrutschen lassen und den Punkt rund zehnmal abklopfen.
- Die äußeren Handkanten hinter die Ohren legen und mit den Daumenballen das „Jadekissen“ nach oben und unten massieren.
  Mehrmals wiederholen.

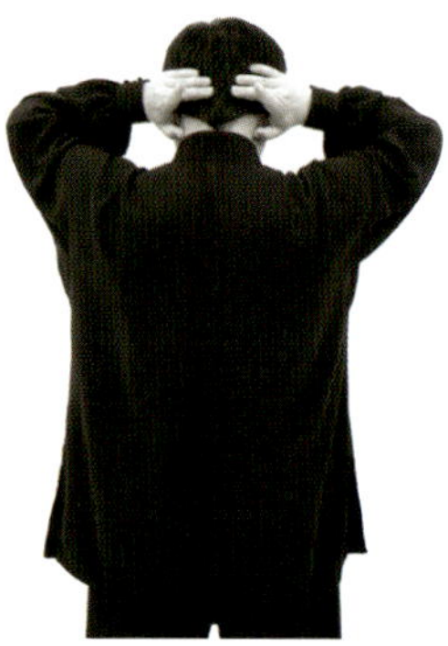
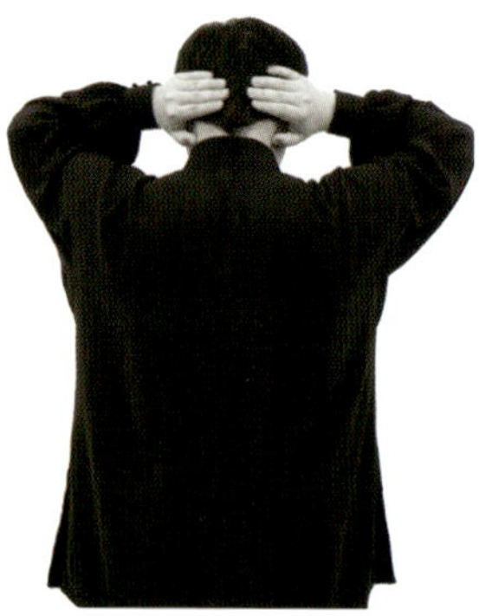
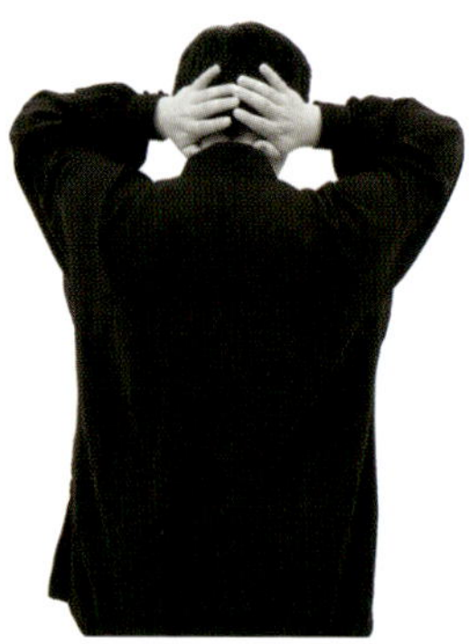

Die „Stehen-wie-ein-Baum-Übungen" aus dem Yiquan

Yiquan (sprich: i-tschüuan) ist eine eigenständige Bewegungskunst mit einer speziellen Übungssystematik. Obwohl Yiquan im strengen Sinne nicht zum medizinischen Qigong gerechnet wird, wollen wir Ihnen einige Übungen daraus trotzdem vorstellen, da sie für den Erhalt, die Wiederherstellung und die Kräftigung der Gesundheit von großem Wert sind. Yiquan wurde ab den 20er Jahren des vergangenen Jahrhunderts von Wang Xiangzhai (1885-1963) auf der Grundlage ausgiebiger Studien entwickelt. Meister Wang war eine Kapazität in der Heilkunst, Kampfkunst und Meditation. Mit Yiquan schuf er ein System, das diese drei Bereiche in sich vereint.

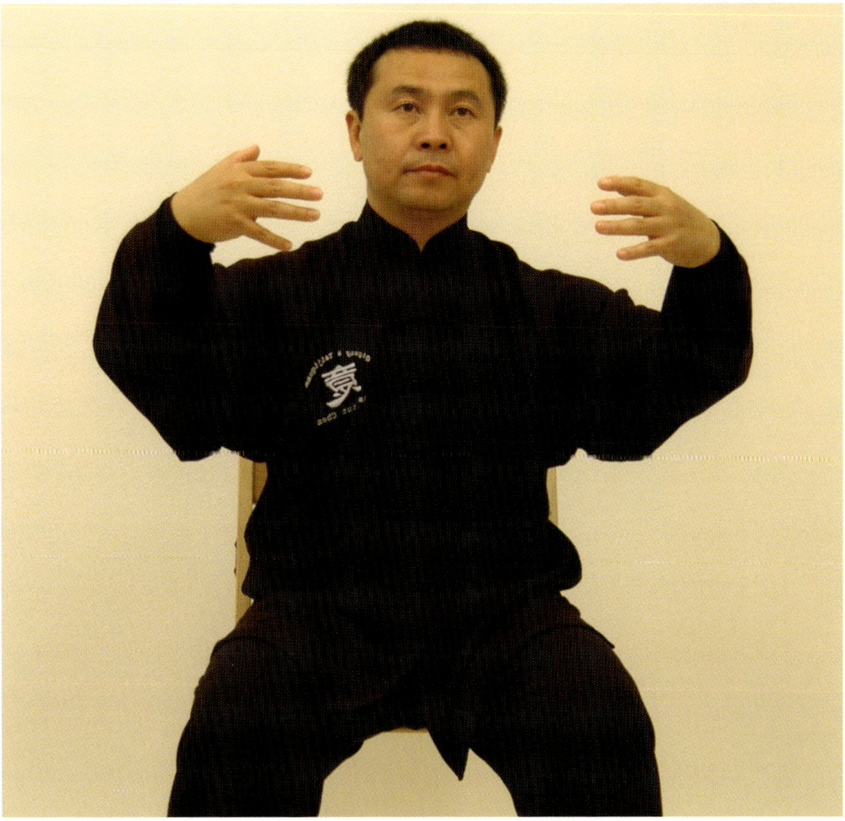

Yiquan setzt sich aus den beiden Zeichen für Yi und Quan zusammen. Der Begriff „Yi" wurde bereits im theoretischen Teil mit „Vorstellungskraft" übersetzt. „Quan" (das auch in Begriffen wie Taijiquan oder Baguaquan auftaucht), wird oft mit „Faust" übersetzt – doch diese Bedeutung wird dem Begriff nicht gerecht: Quan bedeutet in diesem Zusammenhang „die Kunst eines Systems".
In Kombination mit „Yi" kann man „Quan" daher als „Kampfkunst, die besonderen Wert auf die Arbeit mit der Vorstellungskraft legt", übersetzen.

Weitere Informationen zu Yiquan finden sie unter:
www.yiquan.eu

Das Fundament von Yiquan ist die Übungsmethode Zhanzhuang. Sie ist ohne den Einsatz der Vorstellungskraft nicht denkbar und wäre dadurch ihrer Effektivität beraubt. Zhanzhuang (sprich: dschan-dschuang) bedeutet „stehen wie eine Säule" oder „stehen wie ein Pfahl" – wird aber treffender als „stehen wie ein Baum" übersetzt.
Die „Stehen-wie-ein-Baum-Übungen" gehören zur Kategorie der Übungen in Ruhe. Über eine bestimmte Zeitspanne hinweg, die sich von wenigen Minuten bis zu einer Stunde und länger erstrecken kann, wird eine vorgegebene Körperposition in äußerer Regungslosigkeit gehalten. Das klingt sehr statisch – tatsächlich sind diese Übungen jedoch voller Leben, da in der äußeren Bewegungslosigkeit eine Reihe von inneren Bewegungen und Kräften geübt wird. Der äußerlich scheinbar unbewegte Körper ist innerlich in ständiger Bewegung. Für diese Art von Übungen ist die Vorstellungskraft unerlässlich.

Die Mutter des Qigong

Das Übungssystem „Stehen-wie-ein-Baum" (Zhanzhuang) gilt als eine Nahtstelle von medizinischem Qigong und dem Qigong der Kampfkunst. Die Übungen sind sehr alt, ihre genaue Entstehungszeit ist jedoch unbekannt. Angeblich sind sie die ältesten Gesundheitsübungen Chinas, darum werden sie auch „die Mutter des Qigong" genannt.

Der Legende nach haben alte chinesische Meister beobachtet, wie die Bäume sich in der Ruhe ihres Wachsens von der Erde in den Himmel strecken und dabei an Kraft und Stärke gewinnen. Das inspirierte sie zu den „Stehen-wie-ein-Baum-Übungen".
Wang Xiangzhai hat dieses alte Wissen neu entdeckt und darauf aufbauend sein eigenes System entwickelt. Im Yiquan – der Kampfkunst – gilt es als Basis für die Entwicklung aller weiteren Fähigkeiten. Viele Qigong-Meister Chinas sind bei Wang Xiangzhai in die Lehre gegangen, um von ihm die Stehen-wie-ein-Baum-Übungen zu lernen. Darunter so berühmte Namen wie Qin Zhongshan, Hu Yaozhen, Liu Hezhen oder Jiao Guorui.
Wer an den Stehen-wie-ein-Baum-Übungen scheitert, wird keine weiteren Kampfkunstfähigkeiten erlangen können. Das hat auch damit zu tun, dass diese Übungen von hohem gesundheitlichen Wert sind. Eine stabile Gesundheit ist eine wichtige Voraussetzung für die ernsthafte Beschäftigung mit der Kampfkunst.

Amtlich bestätigt: der Gesundheitsaspekt

Dem gesundheitsfördernden Aspekt war es zu verdanken, dass die Stehen-wie-ein-Baum-Übungen in den 50er Jahren des vergangenen Jahrhunderts als erste Qigong-Übungsmethode in chinesischen Krankenhäusern zum Einsatz kamen. Außerdem wurden sie vom chinesischen Gesundheitsministerium als einer der fünf Hauptstile des Qigong bestätigt.

Die Stehen-wie-ein-Baum-Übungen werden auch als Yangsheng Zhuang (sprich: iang-scheng-dschuang) bezeichnet.
Yangsheng steht für die kultivierende Pflege des Lebens durch eine gezielte Übungspraxis.
Zhuang ist ein Pfahl oder eine Säule.
Durch die Betonung des Gesundheitsaspekts unterscheiden sich die Übungen von denjenigen Standpositionen, die vorrangig der Entwicklung von Kampfkunstfähigkeiten dienen.

Die grundlegenden Standpositionen mit Gesundheitsaspekt (Yangsheng Zhuang)

Der Kopf ...

... ist weder nach vorne, noch nach hinten geneigt. Er sitzt schwerelos über der zentralen Körperachse. Das Kinn sinkt leicht in Richtung Kehlkopf – als wäre dort ein Tennisball zu fixieren. Dadurch wird der Hinterkopf von der Schädelbasis aus nach vorne und oben verlängert. Diese Streckung geschieht jedoch nicht tatsächlich, sondern nur in der Vorstellung. (Jedes aktive Tun würde eine zu große Spannung im Körper aufbauen.) Zusätzlich hängt der Kopf in der Vorstellung im Bereich des Scheitels an einem Faden und wird leicht nach oben gezogen.
Die **Nackenmuskulatur** ist entspannt. (In der Vorstellung dehnt und öffnet sich dieser Bereich.)
Die **Zunge** liegt entspannt im Mund und berührt hinter den oberen Schneidezähnen den Gaumen.
Der **Mund** ist entspannt und die Lippen sind leicht geöffnet. Die **Zähne** berühren sich leicht.
Auf dem **Gesicht** liegt ein feines, inneres Lächeln, das durch die entspannte Gesichtsmuskulatur entsteht.

Die Schultern ...

... sinken entspannt. (Ständig hochgezogene Schultern führen zu einer Anspannung der oberen Rücken- und Nackenmuskulatur und blockieren die Verbindung zwischen dem Körper und den Armen. Auch die Atmung verkrampft sich, wenn die Schultern bzw. die Muskulatur des Schultergürtels verspannt sind.)
Die **Schultergelenke** sind leicht geöffnet. Dabei hilft die Vorstellung, dass ein Tennisball in den Achselhöhlen gehalten wird.

Der Rücken ...

... ist entspannt aufgerichtet. Durch eine Dehnung nach oben im Hals-/Nackenbereich und eine zweite Dehnung nach unten über das Steißbein wird die Wirbelsäule gestreckt und sanft verlängert. (Dies geschieht passiv. Es ist ein Geschehenlassen, das durch die Vorstellung ausgelöst wird. Aktives Tun würde nur zu weiteren Verspannungen führen.)

Die Brust …

… ist frei und nach allen Seiten hin offen, so kann sie viel Raum einnehmen.

Zwei häufige Fehlhaltungen sollten hier vermieden werden:

- Das Einsinken des Brustkorbs zur Körpermitte hin.
  (Hängt oft mit einer Verkürzung der Bauchmuskulatur und einem Vorsinken der Schultern zusammen.)
- Der herausgedrückte Brustkorb („Soldatenhaltung“).
  (Kann mit einer Überstreckung der Schultern nach hinten und einer Verspannung der Rückenmuskulatur zusammenhängen.)

Die Hüfte …

… sinkt entspannt und natürlich nach unten.

Der Beckenboden und die Leistengegend sind deutlich entspannt, ebenso der Bereich zwischen Oberschenkel und Rumpf (Beugefalte).

Die Atmung …

… fließt ruhig, entspannt und lautlos.

Sie geschieht frei und natürlich.

Der Körper …

… ist zentriert und aufrecht, als säße man auf einem hohen Stuhl.

Der **Blick** ist geradeaus gerichtet, die Augen können offen oder geschlossen sein.

Die **Ohren** sind „weit geöffnet“, sie nehmen auch ferne Geräusche wahr.

Die **Nase** entdeckt unterschiedliche Gerüche.

Alle **Sinne** sind hellwach.

Der schulterbreite Stand (Kaili Bu)

Die Füße stehen parallel und schulterbreit auseinander, die Zehen zeigen nach vorne. Das Fußgewölbe ist leicht gehoben, die Zehen saugen sich sanft am Boden fest. Die Knie sind leicht gebeugt und werden in der Vorstellung von einem Faden nach oben gezogen – ganz der Anweisung Wang Xiangzhais entsprechend: „Die Knie sollen weder ganz gebeugt, noch ganz durchgestreckt sein“.

Aus dem schulterbreiten Stand (Grundposition) kann man folgende Haltungen einnehmen:

Die „Dehnen-und-umarmen-Stellung" (Chengbao Zhuang)
Aus dem schulterbreiten Stand heben sich beide Arme auf Brusthöhe und bilden einen Halbkreis – so, als würden sie einen großen Ball umarmen. Die Handflächen zeigen zum Körper, die Finger zueinander. Der Abstand zwischen den Händen ist etwa so groß wie zwei bis drei Fäuste. Die Schultern sind entspannt, die Ellbogen etwas tiefer als die Hände.
Die Atmung fließt natürlich.

Die „Dehnen-und-tragen-Stellung" (Chengtuo Zhuang)
Aus dem schulterbreiten Stand nehmen die Arme eine ähnliche Position wie in der zuvor beschriebenen Übung ein – nur wird der imaginäre Ball hier vor dem Unterbauch gehalten. Der Abstand zwischen den Händen ist gleich wie zuvor, nur zeigen die Handflächen nun nach oben. Die Schultern sinken entspannt, ohne nach vorne oder hinten auszuweichen. Die Ellbogen sind gebeugt und zeigen leicht nach außen.

Die „Erholungsstellung" (Xiuxi Zhuang)
Aus dem schulterbreiten Stand werden die Arme nach hinten geführt, die Handrücken liegen oberhalb vom Gesäß. Der Abstand zwischen den Hän-

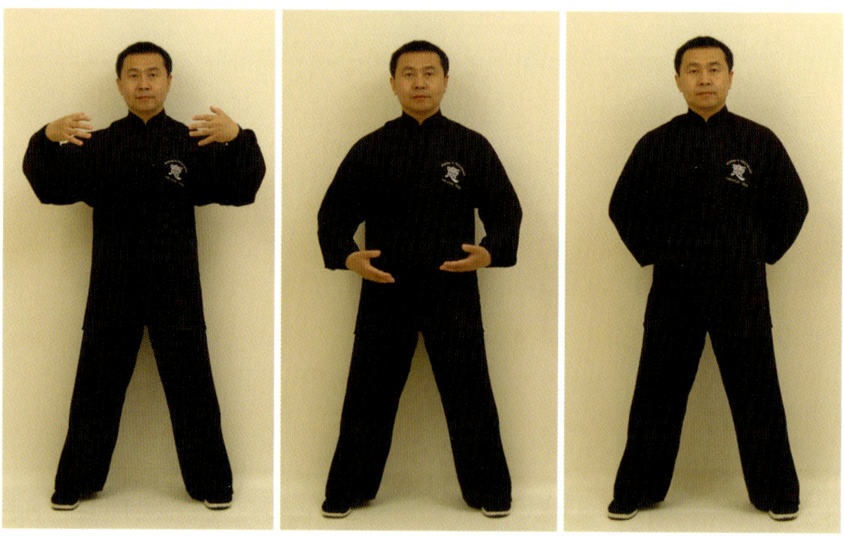

den ist wieder zwei bis drei Fäuste groß, die Handflächen zeigen nach hinten. Die Arme sind entspannt und bilden einen Kreis.

Die Vorstellungsarbeit bei den „Stehen-wie-ein-Baum-Übungen mit Gesundheitsaspekt" (Yangsheng Zhuang)

Die zuvor vorgestellten Standpositionen sind erst dann vollständig, wenn sie von der entsprechenden Vorstellungsarbeit begleitet werden. Diese ist mehr als eine „Idee" oder „Imagination". Zwar geht jede Vorstellung mit einem Denkprozess einher, doch hängt im Qigong – und besonders im Yiquan – alles davon ab, dass sich diese Vorstellungen tatsächlich in körperliche Empfindungen umsetzen.
Die Vorstellungsarbeit bleibt also kein reines Phänomen des Denkens, sondern soll körperliche Empfindungen erzeugen. Nur so können erwünschte Prozesse auf Körperebene in Gang gesetzt werden. Um dieses Ziel zu erreichen, muss man ernsthaft und kontinuierlich mit der Vorstellung arbeiten und die vorgestellten Inhalte gut verinnerlichen. Das geht am Anfang nicht ohne Anstrengung. Wenn die entsprechenden Nervenverbindungen jedoch angelegt sind, wird sich die zugehörige Körperempfindung mühelos einstellen.

Die allgemeine Vorstellungsarbeit

Bei den beschriebenen Positionen stellt man sich vor, dass zwischen den leicht gespreizten Fingern Wattebällchen gehalten werden. Wenn man mit dieser Vorstellung eine Zeitlang gearbeitet und die entsprechende Empfindung verinnerlicht hat, kann man auch massivere Gegenstände – wie z. B. Murmeln – wählen.
In der „Dehnen-und-umarmen-Stellung" arbeitet man mit der Vorstellung eines Papierballs oder aufgeblasenen Luftballons, den man mit den Armen vor der Brust hält. Es geht darum, den Ballkontakt an allen Stellen zu spüren: an Brust und Bauch, den Innenseiten der Arme, den Handflächen und Fingern,... Diese Vorstellungen sollen mit der Zeit in tatsächliche körperliche Empfindungen umgesetzt werden. Außerdem soll der richtige Krafteinsatz gefunden werden, damit der „Ball" weder zerdrückt, noch losgelassen wird.
Ähnliches gilt auch für die „Dehnen-und-tragen-Stellung", nur ist hier die

Kraftentfaltung eine andere: Der Ball wird nicht vor der Brust gehalten, sondern vor dem Unterbauch getragen. Dadurch werden andere Stellen des Balls berührt. Trotzdem geht es auch hier darum, aus entsprechenden Vorstellungen tatsächliche körperliche Empfindungen entstehen zu lassen.

Die „Erholungsstellung" ist weniger anstrengend als die beiden zuvor beschriebenen. Hier richtet man die Vorstellung auf die Wattebällchen zwischen den Fingern. Es können auch vorgestellte Papier-, Gummi- oder – nach einiger Zeit des Übens – Tennisbälle sein.

Das Spiel der Wasserwellen

Diese Methode setzt der Phantasie keine Grenzen. Man wählt eine der zuvor beschriebenen Standpositionen und behält die entsprechenden Vorstellungen während des Übens bei. Zusätzlich kombiniert man die Vorstellung, im Wasser zu stehen.

In der Wahl der Umgebung und wie man sie sich genau vorstellt, gibt es keine Beschränkung – solange die Bilder der Entspannung dienen und das Wohlbefinden unterstützen. Man kann sich etwa in den letzten Urlaub zurückversetzen, eine lieb gewordene Landschaft vor dem inneren Auge entstehen lassen, das Säuseln des Windes, Brandungswellen oder Vogelgesang wahrnehmen. Gleichzeitig „steht" man bis zur Brust in imaginärem Wasser, das einen mit angenehmer Wärme umgibt. Dabei kann man auch die Vorstellung von riesenhafter Größe entwickeln: die Füße stehen auf dem Meeresgrund, der Kopf reicht erhaben bis in den Himmel. Die Wasserbewegungen umspielen den Körper und wiegen ihn sanft umher.

Diese Übungsmethode ist sehr entspannend, verlangt jedoch ein hohes Maß an Konzentration. Es ist ganz normal, dass man immer wieder abdriftet und mit seinen Gedanken bei Alltagsdingen landet. Sich vielleicht sogar darüber wundert, mit welchen Sachen man gerade seine Zeit verbringt, wo es doch so viel „Wichtigeres" zu tun gäbe. Am besten geht man mit diesen Phänomenen um, indem man sie nicht so ernst nimmt – und schon gar nicht die Übung frustriert abbricht.

Jedes Mal, wenn man aus der Konzentration fällt, kehrt man einfach wieder mit der Vorstellung in den Übungszustand zurück. Diese Situation wird sich anfangs vermutlich häufig wiederholen, allmählich kann man die Konzentration immer länger halten.

Zwei Methoden: aktiv und passiv

Die beiden Methode sind Erweiterungen und Verfeinerungen des Spiels der Wasserwellen. Die passive Methode ist weniger anstrengend, man sollte daher mit ihr zu üben beginnen.
Hat man beide Methoden eine Zeitlang geübt, kann man sie auch abwechselnd kombinieren. Diese Übungsform wird dazu führen, dass man sich ab einem bestimmten Punkt nicht mehr darüber klar ist, ob die Bewegungswahrnehmung von der eigenen Aktivität oder jener des Wassers ausgeht. Der Zustand, in dem verschwimmt, ob wir etwas tun oder etwas mit uns getan wird, ist von Laozi im Daodejing (Tao Te King) so beschrieben worden: „Das Tun im Nicht-Tun“ (Wu Wei Er Wu Bu Wie).

Die passive Methode

Die Ausgangssituation ist das Spiel der Wasserwellen. Jetzt allerdings steht man nicht mehr in einem mehr oder weniger ruhigen Gewässer, sondern spürt den Wellengang und überlässt sich ihm schwerelos. Kommen die Wellen von vorne, lässt sich der Körper durch ihren Druck sanft nach hinten schieben. Kommen die Wellen von hinten, schiebt das Wasser den Körper sanft nach vorne.
Der Körper bleibt dabei in der eingenommenen Standposition und gibt seine Struktur nicht auf. Die Füße behalten den Kontakt zum Boden, die Zehen saugen sich in der Vorstellung sanft am Boden fest, um den Stand zu sichern. Der Kontakt mit dem anströmenden Wasser wird großflächig am Körper gespürt: Kommen die Wellen von vorne, um den Körper nach hinten zu wiegen, soll das Wasser an der gesamten Vorderseite gespürt werden: am Rumpf, den Armen und Beinen. Kommen die Wellen von hinten, soll ein entsprechendes Gefühl auf der gesamten Rückseite entwickelt werden.
Anfangs kann man die Vorstellung und entsprechende Wahrnehmung durch ein Wiegen und Schwanken des Körpers unterstützen. Allmählich sollten diese äußeren Bewegungen aber kleiner und die ihnen zugeordneten Empfindungen verinnerlicht werden.
Wichtig ist, dass neben der Vorstellungsarbeit und der wachsenden Empfindsamkeit auf völlige Entspannung von Körper und Geist geachtet wird. Weder soll die Körperstruktur durch Anspannen oder Verhärten der Muskulatur aufrecht erhalten werden, noch das Halten des imaginären Balles durch den aktiven Muskeleinsatz erfolgen – all das erledigt die Kraft der

Vorstellung. Seien Sie nicht enttäuscht oder ungeduldig, wenn dies nicht gleich gelingt. Es verlangt eine kontinuierliche Übungspraxis, um solche Anforderungen erfolgreich umzusetzen. Trotzdem bleibt die Herausforderung stets erhalten.

Die aktive Methode

Die aktive Methode gleicht beinahe der passiven. Der einzige Unterschied besteht darin, dass man sich in der Vorstellung nicht passiv von den Wellen bewegen lässt, sondern sich aktiv in ihre Richtung begibt.
Daraus resultiert, dass in der aktiven Methode mit höherem Krafteinsatz geübt wird. Daher ist hier die Gefahr größer, die Muskulatur oder den Geist anzuspannen und zu verhärten, anstatt sich entspannt der Kraft des Wassers entgegen zu stellen. Es ist sehr wichtig, auch beim Aufprall einer größeren Kraft gelassen zu bleiben. Achten Sie in Ihrer Übungspraxis darauf ganz besonders. Ansonsten gelten dieselben Anforderungen wie für die passive Methode: die Körperstruktur bleibt entspannt aufrecht und die Vorstellung entwickelt entsprechende Körperempfindungen.

Zwei Methoden: „Seitliches-Schwanken" (Yao) und „Im-Kreis-schwanken" (Xuan)

Die Yao- (sprich: iao) und die Xuan-Methode (sprich: chuan) bauen auf dem Spiel der Wasserwellen auf. Auch die aktive und passive Methode lassen sich integrieren.

„Seitliches-Schwanken"

Hier werden die Entspannung und das Aufrechterhalten der Körperstruktur bei seitlich einwirkenden Kräften geübt. Wieder steht man in der Vorstellung im Wasser, diesmal kommen die Wellen jedoch von der Seite. Nach der passiven Methode schiebt das Wasser den Körper sanft zur Seite und man gibt dem Druck nach. Nach der aktiven Methode tritt man ihm mit seitlichem Druck entgegen.

„Im-Kreis-schwanken"

Bei dieser Methode steht man im imaginären Wasser und lässt sich von ihm im Kreis bewegen. Auf diese Weise bekommt der Körper an allen Stellen deutlichen Kontakt mit dem Wasser. Die „Berührung“ entsteht in der Vorstellung und sollte sich im Laufe der Zeit in eine körperliche Erfahrung umsetzen. Auch hier kann mit der passiven oder der aktiven Methode, bzw. einem Wechsel zwischen beiden Methoden geübt werden.

Das Spiel des Windes

In dieser Übung setzt man sich nicht der Kraft des Wassers, sondern jener des Windes aus. Man steht in der Vorstellung zum Beispiel auf einem Boot, umgeben von angenehmer Wärme. Das Boot segelt in die Abendsonne, die sich rötlich im Meer spiegelt. Der Körper spürt das von den Wellen verursachte Schaukeln und den Fahrtwind. Diesen Wind nimmt man in der Vorstellung passiv auf – oder setzt sich ihm aktiv entgegen. Auch ein Wechselspiel zwischen beiden Vorstellungen ist möglich. Wieder geht es darum, Körper und Geist entspannt zu halten und eine tatsächliche Empfindung zu entwickeln, die der Vorstellung entspricht.

Die inneren Augen

Diese Methode fördert vor allem die Fähigkeit zur Entspannung in einer Standposition – also einer Situation, in der der Körper ein gewisses Maß an „Arbeit“ zu verrichten hat. Wenn man durch eine Übung wie diese erfährt, dass Entspannung auch im Tun – im Halten einer Position – möglich ist, kann diese Erkenntnis auch das Alltagserleben verändern.
In der Vorstellung steht man unter einer Dusche und richtet die Konzentration auf das Wasser: Langsam fließt es vom Kopf über die Haut bis zu den Füßen. Gleichzeitig versucht man, einzelne Körperteile nacheinander zu entspannen. Zuerst die Vorderseite des Körpers: Kopf, Gesicht, Brust und Bauch, die vorderen Oberschenkel, die Knie, die Schienbeine und die Zehen. Das Wasser fließt am Körper entlang, löst alle Verspannungen auf und nimmt sie mit.
Anschließend richtet man die Aufmerksamkeit auf die Rückseite des Körpers und spürt, wie auch hier das Wasser sanft die Haut streichelt: vom Hinterkopf über den Nacken und die Schultern, über Rücken, Gesäß, die Beinrückseiten, die Kniekehlen bis zu den Fersen. Das Wasser nimmt alle Anspannung mit sich ...
Nun richtet man die Aufmerksamkeit auf die Körperseiten – erst auf die

eine, dann auf die andere. Das Wasser fließt seitlich über den Kopf, die Schultern und den Brustkorb, die Taille, Hüfte und das Becken, die Oberschenkel bis zu den Füßen. Und wieder nimmt das Wasser alle Anspannung mit sich ...

Die „Stehen-wie-ein-Baum-Übungen mit Gesundheitsaspekt" im Sitzen (Yangsheng Zhuang im Sitzen)

Die „Stehen-wie-ein-Baum-Übungen mit Gesundheitsaspekt" können auch im Sitzen durchgeführt werden. Alle zuvor beschriebenen Methoden funktionieren selbst in dieser Variante – den Vorstellungen sind keine Grenzen gesetzt.
Das Üben im Sitzen ist besonders dann empfehlenswert, wenn man von einer Krankheit geschwächt ist, sich in der Genesungsphase befindet oder aus einem anderen Grund die Kraft fehlt, um stehend zu üben. Vom sitzenden Yangsheng Zhuang können vor allem Menschen profitieren, die mit einem Rollstuhl leben.

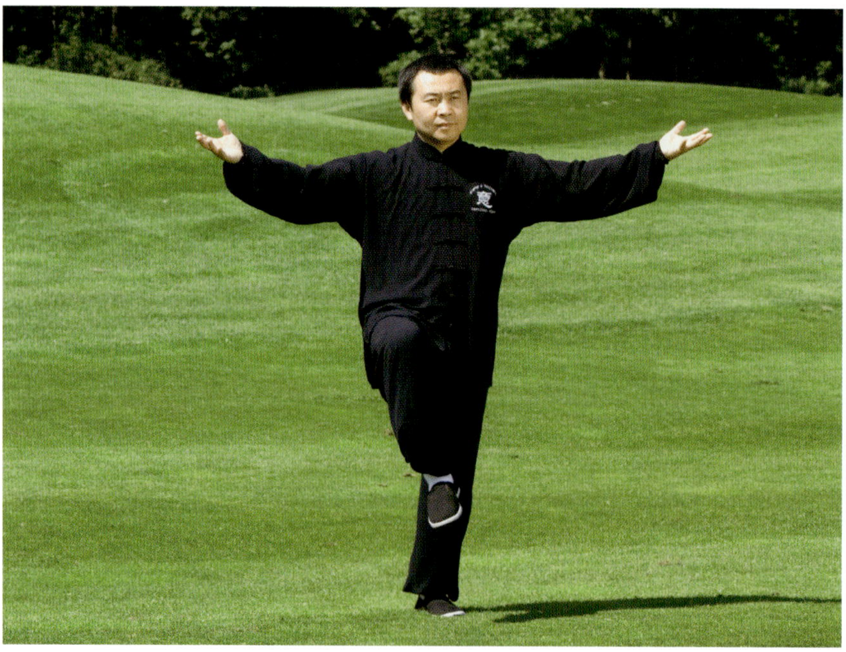

Die „Dehnen-und-umarmen-Stellung" (Chengbao Zhuang)

Man sitzt möglichst gerade und entspannt auf dem vorderen Bereich eines Stuhls und direkt auf den Sitzbeinhöckern. Beide Fußsohlen stehen hüftbreit auf dem Boden, idealerweise sind Ober- und Unterschenkel im rechten Winkel. Der Rücken ist nicht angelehnt, die Arme sind gleich wie bei der Übungsvariante im Stehen. Auch hier stellt man sich Wasser vor: man sitzt darin.

Die „Dehnen-und-tragen-Stellung" (Chengtuo Zhuang)

Die Übungsanforderungen sind im Sitzen gleich wie bei der Variante im Stehen. Die Vorstellung richtet sich wieder auf Wasser: man sitzt darin.

Die "Stechen-und-ziehen-Stellung" (Ticha Zhuang)

Die Übungsanforderungen sind im Sitzen gleich wie bei der Variante im Stehen. Die Arme werden seitlich am Körper gehalten, die Finger zeigen nach unten und sind leicht gespreizt. Zwischen den Fingern sind in der Vorstellung Wattebällchen, die durch leichtes – nur vorgestelltes – Zusammendrücken gehalten werden. Die Bällchen dürfen nicht im Wasser verloren gehen ...

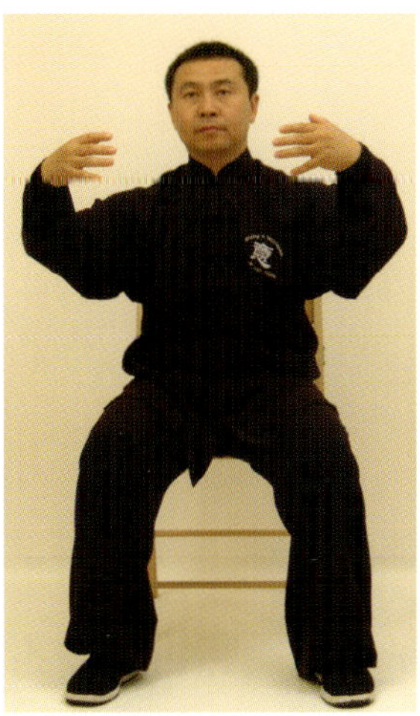
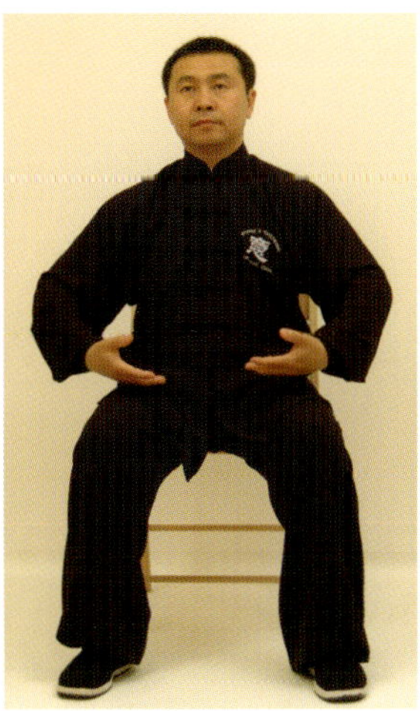
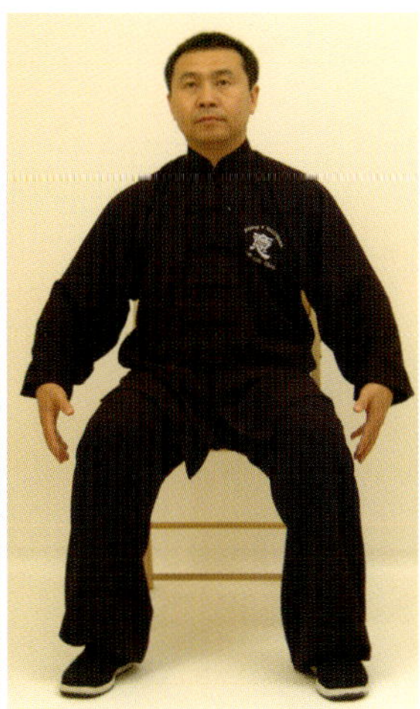

LITERTURVERZEICHNIS

Bücher in deutscher und englischer Sprache

Bauer, Joachim: *Das Gedächtnis des Körpers. Wie Beziehungen und Lebensstile unsere Gene steuern.* Frankfurt am Main (Eichborn) 2002.

Cohen, Kenneth: *Qigong. Grundlagen, Methoden, Anwendungen.* Pößneck (Weltbild) 2006.

Daiker, Ilona; Kirschbaum, Barbara: *Die Heilkunst der Chinesen. Qigong, Akupunktur, Massage, Ernährung, Heilkräuter.* 8. Aufl., Reinbek bei Hamburg (Rowohlt) 2006.

Engelhardt, Ute; Hildenbrand, Gisela; Zumfelde-Hüneburg, Christa (Hrsg.): *Leitfaden Qigong. Gesundheitsfördernde und therapeutische Übungen der chinesischen Medizin.* München, Jena (Urban & Fischer) 2007.

Foen Tjoeng Lie: *Wissenswertes vom Qi-Gong.* Hamburg (Kolibri) 1995.

Hempen, Carl-Herrmann: *Atlas zur Akupunktur.* 6. Aufl., München (DTV) 2004.

Jiao Guorui: *Qigong Yangsheng. Gesundheitsfördernde Übungen der traditionellen chinesischen Medizin.* Hrsg. v. Gisela Hildenbrand. 7. Aufl., Uelzen (ML-Verlag) 2005.

Kaptchuk, Ted J.: *Das große Buch der chinesischen Medizin.* 5. Aufl., München (Heyne) 2005.

Lam Kam Chuen: *The Way of Energy. Mastering the Chinese Art of Internal Strength with Chi Kung Exercise.* New York (Fireside) 1991.

Schmincke, Christian: *Chinesische Medizin für die westliche Welt.* 2. Aufl., Heidelberg (Springer) 2004.

Schnorrenberger, Claus C.: *Lehrbuch der chinesischen Medizin*, Stuttgart (Area) 2005.

Wenzel, Gerhard: *Qigong. Quelle der Lebenskraft.* Bad Sauerbrunn 1995.

Zhuangzi: Das klassische Buch daoistischer Weisheit. Hrsg. u. kommentiert v. Victor H. Mair, Frankfurt a. M. (Krüger) 1998.